당신의 **암**은 **가짜암**이다

ANATANOGANHA, GANMODOKI
by KONDO Makoto
Copyright ⓒ 2011 by KONDO Makoto
All rights reserved.

Original Japanese edition published by Gotoshoin Ltd., Japan
Korean translation rights in Korea reserved by Moonyechunchusa,
under the license granted by KONDO Makoto, Japan arranged with Gotoshoin Ltd., Japan
through Bestun Korea Agency, Korera.

이 책의 한국어판 저작권은 Gotoshoin Ltd.와 독점계약한 문예춘추사에 있습니다.
저작권법으로 한국 내에서 보호받는 저작물이므로, 무단전재와 복제를 금합니다.

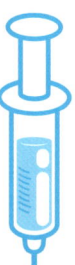

당신의 암은 가짜 암이다

곤도 마코토 지음 | **장경환** 옮김

문예춘추사

옮긴이 머리말

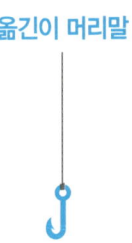

　보건복지부·중앙암등록본부·국립암센터의 〈국가암등록 연례보고서(2011년 암등록통계)〉에 의하면 우리나라 국민들이 평균수명(81세)까지 생존할 경우 암에 걸릴 확률은 36.9퍼센트로, 남자(77세)는 5명 중 2명(38.1퍼센트), 여자(84세)는 3명 중 1명(33.8퍼센트)이다. 4인 가구를 기준으로 하면 가족 중 1명 이상은 암에 걸릴 수 있다는 계산이므로 결코 남의 일이 아니다.
　2011년에 가장 많이 발생한 암은, 남자의 경우는 위암(19.4퍼센트), 대장암(15.6퍼센트), 폐암(13.8퍼센트), 간암(11.1퍼센트), 전립선암(8.1퍼센트) 순이었으며, 여자의 경우는 갑상선암(31.1퍼센트), 유방암(14.8퍼센트), 대장암(10.2퍼센트), 위암(9.5퍼센트), 폐암(6.1퍼센트) 순이었다.
　2007～2011년 암 발생자의 5년 상대생존율은, 남자의 경우 위암 70.1퍼센트, 대장암 75.8퍼센트, 폐암 18.3퍼센트, 간암 28.5퍼센트, 전립선암 92.0퍼센트이었으며, 여자의 경우는 갑상선암 99.9퍼센트, 유방암 91.3퍼센트, 자궁경부암 80.1퍼센트, 난소암 61.6퍼

센트, 대장암 70.7퍼센트였다.

여기서 이 책 저자의 논리에 의해 추정할 수 있는 것은 5년 생존율이 바로 가짜암의 비율이라는 것이다. 그래서 암에 걸렸다고 해서 모두가 덜컥 죽는 것은 아니라는 것이다. 개중에는 가짜암도 있을 것이며, 비록 진짜암이라고 해도 물론 개별 환자의 특성과 병기에 따라 다를 수는 있겠지만 짧게는 몇 년에서 길게는 십여 년 이상을 살 수 있다고 한다.

세계보건기구(WHO)는 암 발생의 3분의 1은 예방활동 실천으로 예방가능하고 3분의 1은 조기진단 및 조기치료로 완치가능하며 나머지 3분의 1의 암환자도 적절한 치료를 하면 완화가 가능하다고 한다.

하버드대학 암예방센터에 따르면 암 사망의 주요 원인으로는, 흡연(30퍼센트), 식사(30퍼센트), 운동부족(5퍼센트), 음주(3퍼센트)가 전체의 68퍼센트를 차지하고 있다. 이와 같이 암의 원인이나 고위험군이 밝혀져서 암예방 생활습관 실천과 조기검진만으로도 암질환의 상당부분은 예방할 수 있다고 한다.

이와 같이 암은 '조기발견', '조기치료'로 '완치'가 가능하다는 것이 그동안의 상식이었다. 그러나 저자는 이 책에서 '암검진', '수술', '항암제' 등 암치료의 다양한 분야에서 기존의 사회통념과 상식을 송두리째 파괴한다. 즉, 현대의학이 암치료의 유일무이한 대안이라고 자부하던 '조기검진', '수술', '항암제 치료'를 송두리째 부정한다. 암검진은 백해무익하고 맹독성의 항암제 치료는 오히려 생명을 단축시키며 진짜암은 끝내 숙주를 죽이므로 장기 절제수술이나 항암제 치료는 생명을 건 승산 없는 도박이라는 것이다. 요컨대 암을 방치하는 것이 '최고의 연명책'이며 검진을 받지 않는 것이 '최선의 건강법'이라고 한다.

게다가 당신의 암은 가짜암일 가능성도 있다. 가짜암이라고 한다면 건강인과 마찬가지이다. 건강인의 장기를 절제하거나 맹독성의 항암제 치료를 한다면 오히려 생활의 질이 떨어지거나 건강을 해쳐 수명을 단축하게 된다. 생명을 저축하려고 치료를 서두르면 수술로 만신창이가 되고 항암제로 고통받아 평온한 인생을 빼앗기고 결국은 생명도 잃고 만다. 긁어서 부스럼 만들지 말고 심사숙고하여 여생을 아름답게 채색하며 천수를 누리기 바란다.

오늘도 병마와 사투를 벌이는 환자 여러분의 쾌유와 건승을 기원하며 그 가족들의 건투를 빈다.

장 경 환

머리말

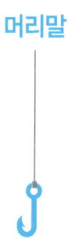

　암의 고지가 당연시되고 의사의 설명에 기초한 환자의 자기결정이 중요한 시대가 되었다. 그렇다고는 하지만 치료 후에 이럴 줄은 몰랐다고 후회하는 환자나 가족이 끊이지 않는다. 그렇게 되는 원인은 아마,

　① 주치의의 설명부족이나 유도
　② 암이나 치료에 대한 환자 측의 지식부족이나 오해
　③ 불안이나 초조

등의 세 가지일 것이다.
　이 책은 ②와 ③의 해소를 목표로 하고 있다.
　암에 관해서는, 지금 전이가 없더라도 당장 내일이라도 전이할지도 모른다는 통념이 있다. 이 때문에 환자나 가족은 불안해져서 하루라도 빨리 치료하려고 초조해 한다.

그 결과 냉정함을 잃고 치료법의 선택과 결정을 더욱 그르치기 쉬워진다. 그리고 치료가 끝난 후에도 혹시 발견하는 것이 늦은 것은 아닌지, 또는 치료를 개시하는 것도 늦은 것은 아닌지, 그때까지 없었던 전이가 생겨난 것은 아닌지 항상 전전긍긍한다.

그러나 실은 그와 같은 통념이야말로 암에 대한 오해의 으뜸이다. 일반적으로 지금은 전이가 없는 조기암도 그대로 두면 곧 전이를 시작해 치료가 불가능하다고 생각하고 있지만 그것을 뒷받침하는 증거나 데이터는 아무것도 존재하지 않는다.

이 점에 대해선 저자인 나도 통념에 푹 빠졌었다고 할 수 있다. 의사가 되고서 곧바로 암치료에 종사했는데 그 통념이 잘못된 것이라는 사실을 알아차리는 데 15년 이상이 걸렸다. 그 경험에 비추어 볼 때 암 환자와 가족들이 생각의 전환을 도모하기 위해서는 이 책이 꼭 필요할 것이라고 생각된다.

새로운 생각의 요점을 제시하고자 한다.

모든 암은 발견된 시점에서 다른 장기로 전이(장기전이)했든가 하지 않았든가 둘 중에 하나이다. 논리적으로 자명한 것이지만 문제는 전이하기 전에 있으며 데이터를 검토하면 장기전이가 없는 암은 치료하지 않고 방치하더라도 전이하지 않는다고 생각된다.

그래서 나는 장기전이가 없는 암은 앞으로도 전이하지 않는다는 의미를 담아서 '가짜암'이라고 이름을 붙였다. 이에 대해 장기전이가 있는 암을 치료하더라도 낫지 않는다는 의미로 '진짜암'이라고 부르고 있다.

대부분의 경우 어떤 사람의 암에 장기전이가 있는지 여부는 진단된 시점에서는 명확하지 않아서 알지 못한 채로 치료를 받을 것인지에 관한 여부나 치료내용을 결정하지 않으면 안 된다. 이 경우에도 종래의 통념보다 새로운 생각이 도움이 된다.

왜냐하면, 지금까지의 생각대로는 언제 전이할지 모르기 때문에 철저하게 치료하자는 의견으로 결정하기 쉽다. 하지만 새로운 생각으로 접근하면, 만약 장기전이가 있었났을 때 치료하더라도 그다지 의미가 없기 때문에 최소한의 치료(경우에 따라서는 무치료無治療)로 충분하며 만약 장기전이가 없다고 한다면 앞으로도 장기전이는 발생하지 않으므로 역시 최소한의 치료 혹은 무치료로 충분하다고 생각되기 때문이다.

암이 진짜암과 가짜암으로 나뉜다는 것을 알면 여러 가지 상황에서 판단에 도움이 된다. 예를 들면,

- 암을 연상케 하는 증상이 없는 경우에 암을 발견하기 위한 검사를 받을 것인지 여부
- 암의 원발병소原發病巢의 치료를 수술과 방사선 가운데 어느 쪽으로 할 것인지 여부
- 원발병소를 치료하는 외에 항암제 치료를 받을 것이지 여부
- 치료 후 재발 발견을 위한 검사를 받을 것인지 여부

등에 대해서 명확한 지침을 얻을 수 있다.

  요컨대 가짜암을 아는 것은 암에 관한 문제 전반을 이해하는 것과 연결된다. 제대로 이해하기 위해서는 진짜암이 왜 낫지 않는지 등도 알 필요가 있어 이 책에서는 이에 대해서도 검토한다.

  개인적인 일이지만 나는 암치료의가 된 이래 환자의 치유, 연명, 증상완화를 목표로 환자가 최대의 이익을 얻도록 언제나 기원했다. 그러나 경험을 쌓고 지식이 늘어남에 따라 암의 발견이 반드시 환자의 이익이 되지 않는 경우나 치료했기 때문에 오히려 큰 불행에 빠지는 경우가 적지 않다는 것을 알게 되었다. 이와 같은 암치료의 현상을 정확히 전달해서 가능한 한 환자가 언제까지나 행복을 누릴 수 있도록 이 책을 집필하게 된 것이다.

  이 책을 통해서 독자가 품고 있을 암에 대해 가지고 있을 법한 오해를 풀 수 있기를 기대한다. 그리고 독자가 암에 대한 공포나 암의 속박으로부터 벗어날 수 있다면 더없이 기쁜 일이다.

차례

▶ 옮긴이 머리말 004
▶ 머리말 007
▶ 이 책을 읽을 때의 주의사항 014

1. 가짜암 이론 : 전문가는 왜 침묵하는가?

치료할 필요가 없는 암 017 • 폐지된 소아암 검진 019 • '암 논쟁', 그 귀결 022 • 가짜암 이론의 박멸을 노리는 검진업계 026

2. 암의 정체 : 애매모호한 진단기준과 오진 실태

애매모호한 '암'의 정의 031 • 병리의의 진단기준 033 • 의사의 심각한 '병리의존' 035 • 암환자를 만들어 내는 병원 038 • 의료사기의 조작 041 • 병리진단의 오진 리스크 044 • 진단기준은 국가나 의사에 따라 가지각색 047 • 진짜암과 가짜암은 '생김새'가 똑같다! 049 • '암 일원론'과 '암 이원론' 051

3. 암 집단검진 : 건강인을 포로로 하는 비즈니스

암검진이란 무엇인가? 054 • 폐암검진 ① : 결핵 검진시스템의 계승 055 • 폐암검진 ② : 도입에 무효 데이터를 이용 059 • 유방암 검진 ① : 무시된 맥키넌설 062 • 유방암 검진 ② : 맘모그래피에 대한 의문 064 • 유방암 검진 ③ : 자가진단은 무의미 067 • 위암검진 ① : 구미에서는 실시하지 않는다! 069 • 위암검진 ② : 발견 수가 증가해도 사망은 줄지 않는다! 071 • 위암검진 ③ : 근거 없는 조기발견이론 074 • 대장암 검진: '유효'하다는 억지해석 077 • 자궁암 검진: 자연감소와 과잉발견 082 • 전립선암 검진: 쓸데없는 검진은 미국에서도 유행 087 • 암검진의 '효과'와 결론 090

4. 무치료 : 방치 데이터에서 알 수 있는 것

암 방치를 희망하는 환자들 093 • 위암 ① : 대부분이 조기암인 채로 머문다! 095 • 위암 ② : 진행암이라도 곧바로 죽지는 않는다! 098 • 대장암 : '폴립이 암이 된다'는 것은 정말인가? 100 • 유방암 ① : 유방암만으로는 죽지 않는다! 102 • 유방암 ② : 암이 사람의 생명을 빼앗는 이유 106 • 폐암 : 증대 스피드가 느리면 '가짜암' 111 • 전립선암 : PSA검사는 무의미 113 • 자궁경부암 : 대부분이 단순한 만성감염증 116 • 자궁체암 : 치료하지 않아도 장수한다! 118 • 신장암 : 3㎝ 이하라면 증대하지 않을 가능성이 크다! 120 • 갑상선암 : 미세한 암의 발견·치료는 의미가 없다! 121 • 치료의 고통인가? 평온한 자연사인가? 122 • 암은 증상이 나타날 때까지 무해 125

5. 암검진의 문제점 : 무시할 수 없는 CT와 생검의 위험성

매우 높은 '거짓양성' 빈도 130 • CT에 의한 '발암실험' 133 • 장난으로 몸에 상처를 내는 생검 135 • 가장 좋은 것은, 진단을 모두 잊는 것이다! 136 • 암검진은 사망자를 증가시킨다! 138

6. 암수술 : 오해와 착각과 확대의 역사

수술의 '발전'사 142 • 유방암 수술 ① : 경탄과 열광이 낳은 할스테드수술 144 • 유방암 수술 ② : 사라진 '표준치료' 148 • 위암수술 ① : 확대화는 일본에서 현저하다! 150 • 위암수술 ② : 실험대상이 되는 환자 153 • 일본이 구미보다 수술이 활발한 이유 155 • 일본의 이상한 의료 158

7. 전이와 재발 : 범인은 유전자 프로그램이 생성하는 단백질

침윤·전이의 메커니즘 162 • 장기전이와 림프절 전이의 관계 167 • 수술이 원인으로 일어나는 국소재발 169 • 주목해야 하는 것은 '면역력'이 아니라 '저항력' 173 • 수술로 암이 '화'를 낸다! 174 • 수술하면 1, 2년, 하지 않으면 10년 생존 177

8. 장기전이와 국소재발 : 이때 환자는 무엇을 선택해야 하는가?
건강유지의 열쇠가 되는 '아포토시스' 183 • '좀더 일찍 발견했다면'은 부질없는 것 186 • 전이는 언제 일어나는가? 188 • 국소재발은 생존율을 낮추지 않는다! 191 • 무치료를 선택하는 환자의 심리 194

9. 항암제 : '효과 없는 약'이 '마법의 약'으로 바뀌는 무대 뒤
'약으로 고친다'는 충격 198 • 저자도 예전에는 다종다량을 투여 200 • 뭐야! 연명효과는 거짓말이었는가? 203 • '입 맞추기'라는 정보조작 205 • 전문가를 현혹시키는 '리드타임 바이어스' 206 • 암세포만 죽이는 것은 불가능하다! 208 • 암치료에는 '명안'도 '정답'도 없다! 209 • 연명효과보다 단명효과 214 • 연간매출액 수백억 엔의 크레스틴 216 • 거액의 연구자금과 생존곡선 219 • 분자표적약은 고형암에는 무효 221 • 상식과 동떨어진 학술계의 관행 224 • 의사와 제약회사의 '정열'이 시험결과를 왜곡한다! 227 • 이용당한 '마루야마 백신' 230 • 구미에서는 범죄행위인 면역요법 233

10. 암과의 공생 : 사고의 절약과 심신의 해방을 위하여
일본 CT장치의 비정상적인 수 237 • 성인병 검진도 요주의 239 • 증상이 없다면 건강인과 마찬가지 241 • 불필요한 절제는 하지 말고 인생을 즐겨라! 245 • 의사의 이중 잣대 248 • 먼 목표를 세우는 것보다, 오늘 하루를 소중히 250

▶ 후기 253

이 책을 읽을 때의 주의사항

첫째, 이 책은 학술서가 아니므로 중복설명을 마다 않고 어느 장부터 읽더라도 의미가 통하도록 배려했다.

둘째, 지금까지의 저서는 데이터의 표시방법에 관해서 전문가가 음미·비판하기 쉽도록 각 데이터의 내용과 출처를 본문 중에 일일이 기록했다. 이 때문에 일반독자에게 읽기 어렵고 또한 이해하기 어려운 부분이 있었다는 것은 부정하지 않는다. 그래서 지금까지의 저서에서 출처를 밝힌 데이터는 원칙적으로 출처를 생략하거나 간략화한다.

셋째, 요 20여 년 사이에 항암제 치료의 효과에 관해서 저자의 생각이 바뀐 점이 약간 있다. 만약 독자가 이전의 저서와 모순되는 기술記述을 발견하는 경우 이 책의 기술이 최종견해임을 밝혀둔다.

넷째, 혹시나 해서 말하지만 이 책의 타이틀은 모든 암이 가짜암이라고 주장하는 것이 아니라 장기전이의 존재가 분명하지 않으면 가짜암일 가능성이 있거나 혹은 가짜암이라는 의미이다. 장기전이의 존재가 분명하지 않으면 진행암도 가짜암일 가능성이 있다. 또한 림프절 전이가 존재하더라도 장기전이가 없으면 가짜암이다. 병기분류(암의 진행도 분류)와의 관계에서 4기는 통상 장기전이가 있다는 것을 의미하기 때문에 진짜암이다. 그러나 후두암이나 자궁경부암 등에서는 4기의 진단기준으로서 장기전이의 존재는 필수가 아니어서 4기라고 하더라도 가짜암인 경우가 있다.

다섯째, 마지막으로 이 책에 자주 등장하는 '재발'과 '전이'라는 용어의 상호관계에 대해서 설명한다.

'전이'에는 초진 때부터 존재가 분명한 것과 치료 후에 분명해지는 것이 있다. 후자는 넓은 의미의 '재발'에 포함된다. 좁은 의미의 '재발'은 암의 원발병소를 수술이나 방사선으로 치료한 부근(국소)에 발생하는 '국소재발'을 의미한다. 즉, 넓은 의미의 '재발'은 '국소재발'과 '전이 형태의 재발'을 포함한다.

제1장

가짜암 이론

▼

전문가는 왜
침묵하는가?

치료할 필요가 없는 암

'가짜암'의 존재가 공식적으로 승인된 사례가 있다. 소아의 신경아세포종神經芽細胞腫이 그것이다. 이 경위에 대해서는, 성인의 암에도 중요한 시사를 해주기 때문에 조금 자세하게 살펴보기로 한다.

신경아세포종은 소아암 중에서는 비교적 높은 빈도로 나타나며 유년기에 배가 불룩해지는 등의 증상을 계기로 발견된다(증상발견암). 치료법은 원발병소(최초에 발생한 암)를 수술로 제거하는 것인데 골수 등 다른 장기에 전이하는 경우가 많아 검사에서 전이가 분명하지 않더라도 항암제를 병용하는 경우가 일반적이다. 그러나 그렇게 해도 전이가 출현하는 경우가 적지 않고 초진 때부터 전이가 분명한 환자도 있어 치료성적은 그야말로 참담했다.

이러한 경우 의사들은 두 가지 방향에서 성적 개선을 도모하는 것이 보통이다.

그 하나는 항암제 치료의 강화이다. 그리고 제2의 방향은 암의 조기발견으로 전이가 아직 발생하기 전에 암을 발견해서 치료하려는 것이다.

신경아세포종은 암세포가 특수한 물질을 만들어 분비한다는 특징이 있고 그것이 소변으로 배설된다. 그래서 유아의 소변을 검사해서 이 물질을 검출한다면 신경아세포종을 발견할 수 있을 것이라는 아이디어가 나온다. 그리고 실제로 1973년에 교토京都 시에서 생후 6개월인 유아의 요검사를 실시하는 스크리닝사업(검진사업. 집단검진을 말한다)이 시작되었고, 1984년에는 전국적으로 실시되었다. 이에 따라 많은 신경아세포종이 발견되어 (검진발견암) 치료성적은 매우 양호했다.

이 면만 본다면 검진사업은 성공한 것처럼 보인다. 그런데 한편으로 기묘한 사실도 알게 되었다.

그것은 한 살 미만 어린이에게 발견되는 신경아세포종은 간이나 골수에 전이가 있더라도 자연스럽게 축소하여 소실하는 것이 적지 않다는 사실이다(자연퇴축自然退縮).

이에 대해 한 살 이상에서 발견되는 신경아세포종에서 자연퇴축은 보이지 않았고 항암제에 대해서도 저항성이 있었다. 그렇다고 한다면 검진발견암의 치료성적이 양호한 것은 자연퇴축하는 (치료할 필요가 없는) 암을 발견하고 있기 때문이 아닌가 하는 의문이 생긴다.

다른 나라는 상황이 어떤지 살펴보면 구미歐美에서는 신경아세포종의 검진사업은 개시되지 않았다. 원래 구미에서는 공공 차원 시책으로 암검진을 시작한다면 그 전에 임상시험을 실시해서 검진에 의해 사망자 수가 감소했다는 것을 확인해야 한다는 신념이 강해서, 신경아세포종에서는 검진에 의한 사망자 수의 감소가 확인되지 않았다는 것이다.

그리고 자연퇴축 문제와 맞물려서 일본은 불필요한 검진사업을 하는 것은 아닌가 하는 전문가에 의한 비판이 제기되었다.

검진으로 발견된 신경아세포종을 (부모의 동의를 얻어) 방치·관찰하는 연구도 일본에서 실시되었다. 26명 중 18명의 암 덩어리가 축소·소실하였고, 수술한 경우에도 큰아이에게서 나타나는 것과 같은 성질이 나쁜 암은 보이지 않았다[참고로 암을 방치하는 연구를 한 것은 연구자(주치의)에게 상당한 확신이 있었다는 것을 의미한다].

폐지된 소아암 검진

이들 연구나 비판을 받아들인 국가도 결국 움직이지 않을 수 없게 되었다. 후생노동성은 전문가들로 구성된 검토회를 조직하고 검토회는 2003년에 보고서를 정리하여 검진사업 중지를 권고하였고 검진사업은 중지되었던 것이다.

검토회가 사업중지를 권고하는 이유의 주요 논리는 다음과 같은 것이다.

① 만약 검진발견암이 증상발견암의 전신이라면 (검진발견암은 방치하면 증상발견암이 된다는 것), 검진사업 개시 후는 증상발견암은 제로가 되어도 전혀 이상하지 않다. 그런데 증상발견암의 수는 줄지 않았다(a). 한편 증상발견암과 검진발견암을 합하면 이전의 증상발견암 숫자의 약 두 배나 되었다(b).
② 그렇다고 한다면 a에서 볼 때 이전 증상이 나타나서 발견되었던 신경아세포종은 검진사업 개시 후에도 역시 증상을 계기로 해서 발견되고 있다는 것이다. 한편 b에서 볼 때 종래는 증상이 나타나지 않아서 발견되지 않고 지나갔던 신경아세포종을 검진사업으로 발견해서 치료하고 있었다는 것이다.
③ 검진발견암에서도 수술과 항암제 치료가 실시되어 적지 않은 숫자의 치료에 의한 사망까지 발생하였고 후유증도 문제가 되었다. 어린이와 부모의 심신에 미치는 영향도 크다.
④ 검진사업을 중지한 후에 새로운 검사를 공적 시책으로서 도입할 때는 사전에 충분히 유효성 평가를 할 필요가 있다.

검진사업이 중지될 때까지 전국 신생아의 90퍼센트가 요검사를 받았고 3천 명의 신경아세포종이 발견되었다. 이 발견·치료는 하지 않는 것이 좋았다고 공식적으로 확인된 것이다.

솔직한 결론이라는 점은 높이 평가한다. 그러나 보고서에도 있는 것처럼 검진사업을 시작하기 전에 충분히 연구해서 유효·무효를 확인했어야 하며 그렇게 했더라면 치료에 의한 피해자가 발생하지는 않았을 것이다.

이상의 경위를 보고, 성인의 암에서 참고가 되는 사항을 추출해 보도록 하자. 그 첫 번째, 신경아세포종이라고 진단되는 것 가운데 성질이 크게 다른 것이 있다는 것이다. 신경아세포종에 진짜암과 가짜암이 있다는 것이다.

다만 신경아세포종에서는 장기에 전이가 있더라도 자연퇴축하는 것이 존재한다. 이것은 성인의 암과 다른 점으로 성인의 암에서는 장기전이가 있는 것은 자연퇴축하지 않는 것 같다. '~같다'고 말을 얼버무리는 것은, '100퍼센트 없다'고 단정하는 것에 논리적 망설임을 느끼기 때문이지만 저자는 지금까지 (40년 가까이) 진료경험에 비추어 볼 때 성인에게서 장기전이의 자연퇴축은 본 적도 없으며 자연퇴축의 가능성은 거의 제로에 가깝다고 생각하고 있다.

그러나 소아암이라고는 하지만 장기전이의 자연퇴축을 인정하는 것은 이론적으로는 중요하다.

자연퇴축이 발생하는 것은 아마 각 암세포에 갖춰진 유전자 세트에 세포가 자연사하도록 프로그램 되어 있기 때문일 것이다. 그렇다고 한다면 전이한 세포까지 자연사하는 것은 원발병소의 각 세포의 프로그램이 모든 전이세포에 그대로 빠짐없이 계승되기 때문이다(만약 전이세포가 하나라도 남으면 암은 재발해서 환자는 결국 죽게 된다).

이와 같이 암세포는 그 유전자 프로그램의 중요 부분을 차세대 이후의 세포에 정확히 계승한다는 것을 강력하게 시사하고 있다(프로그램 된 자연사에 대해서는 후술한다).

신경아세포종의 검진사업을 시작하니까 암의 총수가 배로 증가했다는 점도 성인의 암검진에 참고가 된다. 성인의 암에서도 검진발견암이 증가하는 한편 암 사망자 수가 줄지 않는다는 것이 검진 무효의 근거가 되는 것이다(제3장 참조).

보고서가 새로운 검사를 공적 시책으로서 도입할 때는 유효성 평가를 사전에 충분히 할 필요가 있다고 지적하는 점도 중요하다. 일본의 성인 암검진은 전부 공적 시책으로서 도입할 때 유효성의 평가가 사전에 충분히 이뤄지지 않았던 것이다.

결론적으로 어린이의 암과 성인의 암은 다른가 라는 의문을 염두에 두는 것이 좋을 것이다. 예를 들면 어린이의 암에서 중지된 검진사업이 왜 성인에서는 중지되지 않는가 하는 관점을 갖는 것만으로도 이 문제에 관한 이해는 깊어질 것이다.

'암 논쟁', 그 귀결

가짜암 이야기로 돌아가자. 소아암에서는 전술한 바와 같이 가짜암이라는 용어는 사용하지 않았지만 가짜암에 상당하는 개념은 보고서를 작성한 전문가들도 인정했다. 이에 대해 성인 암에 대해 독자들은 전문가들이 가짜암이라는 말이나 개념을 언급하는 장면에 조우한 적은 없을 것이다.

그러면 전문가들이 이 개념을 인정하지 않는가 하면 결코 그렇지는 않다. 아래에 암검진 전문가와 저자와의 대담 일부를 전재하므로 전문가들의 속내를 엿볼 수 있을 것이다. 다만 여기에는 상황설명이 필요해서 서두가 다소 길어진다.

저자는 1996년에 암의 확대수술이나 무의미한 항암제 치료의 비판을 주안점으로 해서 《암과 싸우지 마라》(文藝春秋)를 출간했다. 이 책은 베스트셀러가 되었고 전문가들로부터 반론이 제기되어 이른바 '암 논쟁'이라는 사회현상을 일으켰다는 평가를 받는다.

그러나 논쟁의 실태는 '가짜암 논쟁'이다. 수술·항암제 비판에 대해서는 전혀 반론이 없었고 전문가들은 (암 박멸이 아니라) 가짜암 박멸에 기를 쓰고 있었기 때문이다.

지금까지도 인상에 남는 것은 어느 연구자가 (저자가 참가하지 않은) 학회에서 "가짜암은 꼬치안주에서밖에 본 적이 없다"고 조롱한 것이다(신문에도 게재되어 제법 그럴싸하다고 '큭' 하고 웃고 말았다).

그런데 화가 났는지 "조기에 발견할 수 있는 암과 치유된 암은 '가짜암'이라고 하는데 그렇다면 내 암은 '가짜암'이다"라고 발언한 것은 듣지 못했다.

그는 직장 폴립을 절제했는데 암조직이 발견되었다는 진단을 받았던 암 경험자였던 것이다. 그러나 폴립 암은 후술하는 바와 같이 가짜암이라고 할 수밖에 없다. 그도 과학자이므로 좀더 냉정하게 이론 면에서 반론했더라면 좋았을 텐데 하고 안타깝게 생각했다.

여하튼 논쟁이 가라앉는 데는 2년이 걸렸다.

아래의 대담은 그 최종단계인 1998년에 이루어진 것이다. 대담 상대는 당시 암연구회부속병원 내과부장으로 재직중이던 마루야마 마사카즈丸山雅一 이다. 그는 일본의 소화관진단그룹 제일의 논객으로, 그 후 조기위암검진협회 이사장(국립암센터 병원장 역임자 등 암검진그룹의 유력자가 맡아온 자리)에 취임한 것을 봐도 그가 그 세계에서 어떻게 평가되고 있는가를 짐작할 수 있을 것이다.

곤도 _ 거기에 설명을 덧붙이면, '가짜암'에 관해서는 지금까지 데이터로도 설명이 됐다고 생각하고 있지만 그 외에 내 경험도 조금씩 늘고 있다. 왜냐하면 조기위암으로 진단받고 나한테서 경과를 진료하는 사람이 몇 명 있다. 그 경험에서 보면…….

마루야마 _ 당신이 진단해서 진료하고 있다는 건가?

곤도 _ 아니, 그건 다른 의사들에게 협조를 받고 있다. 그래서 1년에서 3년 정도의 경과이지만 전혀 커지지도 않든가 개중에는 사라진 사람도 있다.

마루야마 _ 악성 사이클에 들어간 것은 커지지 않으며 사라지는 것도 있을 것이다.

곤도 _ 악성 사이클에 들어간 사람은 한 사람 있는데 여하튼 증상도 없고 발견된 조기위암은 좀처럼 커지지도 않았다.

마루야마 _ 우리들의 가치관에서 보더라도 이런 것은 전혀 불가사의한 것은 아니다.

곤도 _ 마루야마 씨 자신이 "조기암을 3년간 방치하더라도 거의 변하지 않는다는 것은 일본의 전문의들에게 상식 이전의 일이다"라고 책(《암과 맞서는 정신》, 四谷ラウンド)에 기술하고 있다. 그렇지만 일반인들은, 조기암은 대부분 커져버리는 것은 아닌가 하고 생각되어서 하루라도 빨리 수술에 매달렸다. 그것이 심각한 문제라고 생각한다. 마루야마 씨는 그것을 정직하게 쓰고 있지만 "상식 이전의 일이다"라는 표현은 좀 그렇다.

마루야마 _ 연구자들에게는 상식 이전이다.

곤도 _ 그러나 예를 들면 나한테 반론하는 책(《곤도 마코토 씨의 '가짜암' 이론의 오류》, 主婦の友社)을 쓴 사이토 겐(齊藤建 씨(당시 지치自治의과대학 병리교수)는 그 상식조차 인정하지 않으려고 해서 독자는 반론에 일리가 있는가 하고 생각하게 된다. 이 상식 이전의 일을 전문가의 입으로 말하도록 하는 것이 가장 힘들었다. 연구자의 상식을 일반인들의 상식으로 바꾸지 않으면 안 된다.

마루야마 _ 그러니까 책을 쓴 게 아닌가?

(《메디컬트리뷴》, 1998년 6월 4일호)

이것만 읽으면 마루야마 씨가 과연 가짜암 이론에 반대하고 있는지 어떤지 잘 알 수 없을 것이며 오히려 찬성하는 것처럼 들리지 않는 것도 아니다.

그의 저서 《암과 맞서는 정신》은 출판시기에서 보면 《암과 싸우지 마라》에 대한 반론의 책으로서 출판된 것 같은데 그것을 읽어봐도 가짜암 이론에 대한 찬반 여부는 알 수가 없다.

가짜암 이론의 박멸을 노리는 검진업계

실은 마루야마 씨의 책이 출판된 것에 대해서는 특이한 경위가 있다.

《암과 싸우지 마라》 출판 이전에 그와 면식은 없었지만 진단관계의 의학잡지 〈위와 장〉에 실리는 그의 발언에는 공감할 수 있는 점이 많았다. 한때 접점이 생겨서 졸저를 보내고 그에 대한 감상을 적은 편지를 받은 적이 있다.

처음 만난 것은 1996년 10월에 개최된 소화기집단검진학회 간토코신에쓰關東甲信越지방회에서의 일이다. 암 논쟁의 일환으로 학회의 초대를 받아 "위암검진의 공과 죄"라는 타이틀로 2시간에 걸쳐 마루야마 씨와 맞짱 토론을 할 예정이었다.

그 의뢰가 날아들었을 때 "질의응답에서는 다른 전문가들도 개입할 것이 틀림없고 고립무원이겠지, 싫은데……. 그렇지만 거절한다면 '도망갔다'고 악평을 받을 것이다"라고 생각해서 받아들이고 출발했던 것이다.

그런데 마루야마 씨의 기조강연이 끝나자 집회의 목적은 "위암검진의 공과 죄"에 있는 것이 아니라 가짜암 이론의 박멸에 있었던 것이 밝혀졌다.

　마루야마 씨는 여러 가지 각도에서 가짜암 반대론을 설파했는데 그렇다면 전술의 편지 내용과는 다르지 않은가 하는 의문이 솟았다. 그래서 주의를 환기시키기 위해 그 편지를 읽었던 것이다.

　편지는 《암 전문가여, 진실을 말하라》(文春文庫)에 게재했지만 각주 부분은 이 책에서 처음 싣는 것이다.

　"보내주신 두 권 가운데 한 권(《암치료 '상식'의 거짓말》)을 한 번에 읽었습니다. (중략)

　한 달 수입 천 8백만 엔 이상 되지 않으면 그 존립이 위태로운 약소 건강검진센터의 책임자로서는 현재 종합검진·건강검진 등에 비판적 언사를 공개적으로 하는 것은 삼가지 않으면 안 되지만 선생의 논리에는 경복敬服했습니다. 병원에서의 입장이 달라지면 나도 좀 더 속내를 털어놓으려고 생각하고 있습니다.

　다만 '가짜암' 부분은 장기를 특정해서 좀 더 구체적으로 쓰는 편이 오해를 피할 수 있지 않을까 하는 것이 나의 솔직한 감상입니다. 또한 마찬가지로 전이의 성립에 대한 부분도 유방암을 줄곧 관찰해 오신 선생의 가설이 위·대장 등 내강장기內腔臟器에서도 수정 없이 적용할 수 있는가 등에 대한 논리가 있었으면 좋겠다고 느꼈습니다.

　소화기의 경우는 실질장기의 암인 췌장암과 내강장기의 암인 위암·대장암과는 암에 대한 생각을 근본부터 바꾸지 않으면 임상은 성립할 수 없습니다.* 또한 병리의 세계에서도 어째서 대장암만이 선종-암 연속(adenoma-carcinoma sequence)**인지 등 나 자신에게는 이것들을 나 자신의 논리로 납득시키지 못하고 있습니다. (이하 생략)"

이와 같은 생각을 가진 마루야마 씨가 불과 2년 사이에 가짜암 전면 반대론으로 돌아설 수 있는 것인가?

회의장은 검진업무에 종사하는 의사나 방사선 기사로 초만원이어서 이 문제에 대한 관심이 얼마나 높았는지 알 수 있었다. 그리고 저자가 발언할 때마다 청중들은 야유를 쏟아내 이상한 분위기에 휩싸였다. 게다가 회의장에는 암검진의 전문가들이 몰려들어 있었다. 즉 마루야마 씨는 검진업계의 대표선수로서 가짜암 반대론을 주창할 수밖에 없었다고 생각하면 충분히 납득이 간다.

그 후 마루야마 씨와는 위의 대담을 포함해서 두 번 더 대담을 했다. 집회 때와는 달리 지극히 냉정한 맞짱 토론이었다(이들 대담의 전문은 《명의의 '유해한 치료' '죽음을 재촉하는 수술》, だいわ文庫에 수록). 그 뒤풀이에서, "그 편지를 읽어서 기사들을 달래기 위해 책을 쓰지 않을 수 없

---

* 췌장암은 발견시 대부분이 전이하고 있어서 치료성적이 매우 불량하다. 따라서 위암이나 대장암과는 대처법이 크게 다르다는 것은 분명하다. 그러나 빈도는 낮지만 전이하지 않는 췌장암도 있기 때문에 모든 장기의 암은 진짜암과 가짜암으로 나뉜다는 생각을 바꿀 필요는 없다.

** 선종-암 연속은 선종腺腫이라는 폴립의 일종(양성병변)이 단계적으로 발전해서 암이 된다고 하는 학설이다(즉, 폴립 암화설). 이것은 대장에서 '암 조기발견·조기치료'의 근간을 이루는 설로, 다른 장기의 암 발생이론에도 큰 영향을 미치고 있다. 마루야마 씨는 이것에 "납득할 수 없다"고 하는 것이다. (이상의 각주는 곤도 마코토에 의한 것이다.)

었다"고 해서 '미안한 짓을 했구나' 하고 생각했다.

마루야마 씨의 입장을 나쁘게 할 생각은 추호도 없었지만 저자도 고립무원이어서 사용할 수 있는 무기는 무엇이든 사용하지 않으면 안 된다는 심리상태에 몰려있었던 것이다.

마루야마 씨는 2007년에 암으로 사망했다. 그와 맞부딪치며 토론한 것은 이제 와서 보면 그립다. 명복을 빈다.

이상과 같이 암 임상전문가(의 적어도 일부)는 가짜암에 관해 충분한 지식이 있다. 그런데도 일반인이 전혀라고 해도 좋을 정도로 가짜암에 대해서 모르는 것은 전문가들이 침묵을 지키기 때문이다. 그렇게 하는 이유도 알 것이다.

따라서 독자는 앞으로도 전문가에게 의지하는 것이 아니라 자신의 머리로 생각해 갈 필요가 있다는 것이다.

제2장

암의 정체

▼

애매모호한 진단기준과
오진 실태

애매모호한 '암'의 정의

 '가짜암'과 '진짜암'은 전이가 있는지 없는지 하는 성질은 서로 다르지만 둘 다 암으로 진단되는 점에서 차이는 없다. 성질이 다른데 어째서 똑같은 암으로 진단되는 것일까?

 이 장에서는 암이란 무엇인가, 암은 어떻게 진단되는가 등 가짜암의 전제사항에 대해 설명하기로 한다. 또한 오진 등 암진단을 둘러싼 문제점도 소개한다.

 일찍이 암진단은 단순했다. 배나 가슴 속을 조사하는 수단이 없었기 때문에 피부암이나 유방암 등 몸 바깥에 생기는 암을 제외하면 환자가 사망한 뒤 해부하는 수밖에 없었기 때문이다. 그리고 해부해서 정상으로 보이지 않는 이상한 응어리가 발견되면 "이것은 암이다", "환자는 암으로 죽었다"고 간주된 것이다. 또한 환자의 해부 시대부분이 이곳저곳의 장기에 전이가 있었을 것이며 전이의 존재는 암으로 진단하는 확실한 근거가 되었다.

이와 같이 죽은 경우밖에 암을 진단할 수 없었던 것이나 전이가 존재했던 것이 암은 무섭다는 이미지를 탄생시킨 원인이 되었던 것이다.

또한 이 경우 암을 '사람을 죽인 멍울'로 정의하는 것도 가능하며 암인지 아닌지는 육안으로 판정할 수 있었다는 것에도 유의해야 한다.

여하튼 옛날에 암은 곧 죽음을 의미하며 암은 커지고 전이한다는 이미지가 생겨나 그 이미지는 현재까지 이어지고 있다.

그런데 19세기 말부터 20세기에 걸쳐서 뢴트겐촬영이나 내시경검사 등이 발명되어 신체의 내부를 조사할 수 있게 되었다. 사람이 죽기 전에 암 진단이 가능해진 것이다.

그러나 그렇게 되자 본인은 살아 있기 때문에 암을 어떻게 정의하고 어떤 기준으로 암이라고 진단할 것인지가 문제가 되었다. 이전과 같이 '사람을 죽이는 멍울'이라는 정의 혹은 진단기준은 사용할 수 없게 되었다.

그래서 암의 정의를 적어도 '머지않아 사람을 반드시 죽이는 멍울'로 후퇴시킬 필요가 생겼다.

그러나 이 정의에도 문제가 있다. 만약 멍울이 사람을 죽이는 일 보직전까지 자랐다면 그 정의에 의해 암을 진단하는 것은 가능하다. 그러나 내시경 등 검사법의 개량이 진보하여 CT(컴퓨터단층촬영)나 MRI(자기공명촬영) 등의 새로운 고정밀검사법이 개발되어 발견되는 병변이 점점 작아졌다. 너무 작아서 '멍울'이라고 표현하기 어려울 것 같은 병변까지 발견되면 이들 병변이 장래에 사람을 죽음까지 이르게 할지 어떨지 잘 알 수 없게 된다.

그래서 암을 재정의할 것이 요청되어 "장래에 사람을 죽음까지 이르게 할 가능성이 있는 병변"으로 하는 것이 하나의 안이다. 그러나 사람의 생명이 달렸는데 이 정의에서는 무책임한 감을 부정할 수 없다. 또한 일반인이 안고 있는 암의 이미지에서도 벗어나 있다.

결국 어떻게 정의하더라도 뭔가의 문제가 발생하여 완벽한 정의는 불가능한 것 같다.

병리의의 진단기준

그러나 의사들은 생각했다. 암을 정의하지 않더라도 진단할 수 있으면 된다고 말이다. 그래서 크게 부각된 것이 '병리조직진단'(이하 병리진단)이다.

병리진단이란 채취한 조직을 아주 얇은 절편切片으로 만들어 프레파라트(*preparat*, 현미경으로 관찰하고자 하는 물질을 슬라이드글라스 위에 얹고 커버글라스를 덮어 만드는 표본)라는 유리판 위에 올려 시약으로 염색하여 프레파라트상의 조직·세포를 현미경으로 보고 진단하는 방법이다. 염증 등 무엇이든 진단대상이 되지만 암진단이 최대의 역할이라고 할 수 있다. 병리진단을 전문으로 하는 의사를 병리의라고 부른다.

암 병리진단은 수술로 절제한 장기나 병사체를 대상으로도 실시되고 있지만 수술이나 방사선 치료를 개시해야 하는지 어떤지 하는 사전 병리진단이 더욱 중요하다. 이 경우 문제가 된 병변에서 그 조직의 전부 또는 일부를 채취한다(생체검사).

생체검사 방법은 이전에는 메스를 이용하는 것이 일반적이었다(적출생체검사 혹은 절제생체검사). 그러나 지금은 굵은 바늘을 병변에 찔러 넣어 밀리미터 단위의 조직을 채취하는 기술이 보급되었다(침생검針生檢). 내시경 검사 시에 조직의 작은 조각을 채취하는 것도 생체검사이다.

그러면 병리의는 어떻게 암인지 아닌지를 판단하는가?

첫 번째 단계로, 암이었던 것이 명백한 경우, 즉 암으로 사망한 환자의 조직을 현미경으로 보고 세포의 크기가 고르지 않다거나 세포핵이나 (핵 안에 있는) 핵소체核小体가 크거나 등 암에 특징적이라고 생각되는 소견을 적출한다. 이들 소견이 암으로 진단하는 기준이 되는 것이다.

두 번째로, 생체검사한 병변의 조직을 현미경으로 보고 진단기준과 합치하는지 여부를 조사한다. 공통점이 많다면 암, 적다면 양성으로 진단하게 된다.

이와 같이 임상에서는 암인지 아닌지 여부를 병리의가 판정해준다. 따라서 암이란 "병리의에 의해 암으로 진단된 병변"으로 정의하는 것도 가능하다. 이 정의에서는, 병리 이외는 암인지 아닌지 판단할 수 없는 것이 되지만 임상현장에서는 실제로 이 정의가 통용되고 있다고 할 수 있다.

그렇다고는 하지만 암 진단은 반드시 병리의에게 맡기지 않으면 안 된다는 규정은 존재하지 않는다. 각종 검사소견에서 확신할 수 있으면 병리진단 없이 암치료를 개시해도 허용된다는 것이 임상의학의 원칙이다.

의사의 심각한 '병리의존'

그러나 내과나 외과 등에서 임상에 종사하는 의사들(이하 임상의)에게는 강한 병리의존 경향이 있다. 최근 경험한 에피소드를 소개하고자 한다.

50대인 A 씨가 오사카大阪에서 진찰을 받으러 왔다. 유방에 응어리가 만져져 큰 병원의 유선외과에 갔더니 유방암인 것 같다고 해서 침생검을 받았다. 그런데 병리진단에서 "암이 아닌 양성"이라는 결과가 나와서 담당 외과의로부터 "다행이네요, 축하드립니다"라는 말을 들었다고 한다. 그래도 A 씨는 납득이 가지 않아 자료를 받아서 찾아왔던 것이다.

진찰하였더니 틀림없이 유방에 응어리가 있었다. 그래서 가져온 맘모그래피(유방을 필름에 꽉 밀착시켜서 찍는 뢴트겐사진)를 보고서 놀랐다. 멍울과 더불어 스피큘이 찍혀있었기 때문이다.

스피큘이라는 것은, 멍울 주변에 생기는 별빛과 같은 음영이다

(바다생물, 성게의 본체에서 방사되는 가시를 떠올리면 된다). 이것이 확인된 경우 99.99퍼센트의 확률로 유방암이다. 즉 스피큘이 있다면 병리진단이 없더라도 유방암으로 진단하는 것이 상관없는 것이다. A 씨의 경우 생체검사시에 암 부위에 바늘이 닿지 않았을 것이다(그렇다고는 하지만 스피큘이 있다고 하더라도 오진의 가능성이 1만분의 1 정도 있기 때문에 멍울을 절제해서 병리진단을 하는 것이 타당하다).

이상과 같은 것은 유방암 진단에 종사하는 임상의의 공통인식일 것이다.

그런데 A 씨의 주치의는 병리진단 결과를 우선해서 유방암의 가능성을 부정하고 말았다. 그 정도로 병리진단에 대한 신앙심이 강한 것인가? 이것이 저자가 놀란 이유이다.

아마 그의 머릿속은 병리의가 '암'이라고 하면 암, '양성'이라고 하면 양성으로 되어 있을 것이다. 스피큘이 있다면, 우선 틀림없이 유방암이라는 지금까지 선배들이 쌓아온 임상경험 내지 지식은 안개가 스러지듯 흔적도 없이 사라지고 말았다.

그러나 이 지식은 유방암 진료의 기본 중의 기본이다. 그러한 지식도 없는 외과의가 큰 병원에서 유선외과의 간판을 내걸고 있다는 현실에 저자는 "대단하네! 일본의료의 장래는 장밋빛이다"라고 암담한 기분이 들었다(그리고 A 씨에게는 다른 외과의를 소개해서 유방암이라는 병리진단 결과를 받고 유방온존수술이 이루어졌다).

20년 이상 전이지만 똑같은 경우가 있었다. 유방에 응어리가 만져진 40대 여성이 지바千葉 현 우라야스浦安 시에 있는 대학병원에서 검진을 받았는데 맘모그래피에서 스피큘이 확인되어 환부에 메스로 절제생검을 받았으나 병리진단 결과는 '양성'이었다.

이 경우에는 전술한 바와 같이 스피큘의 존재를 중시해야 한다.

그러나 담당한 외과교수는 병리진단을 믿어버리고 환자를 그대로 돌려보냈다. 머지않아 장기전이가 나타나 결국 환자는 사망하였고 유족이 제기한 의료소송에서 과실이 인정되어 병원은 수천만 엔을 지불하게 되었다(혹시나 해서 말하지만 스피큘이 있는 유방암은 반드시 장기전이가 있다고 하는 것은 아니다. 스피큘이 있다고 하더라도 가짜암인 경우가 다수이다).

게다가 이 사례에서는 유선병리의 전문가가 감정인이 되어서 생검조직을 재검토한 바 양성이라는 것은 오진이고 병리진단상 '유방암'이라는 결론이었다. 암이 아닌 부분을 생검한 것이 아니라 최초의 생검에서 절제된 조직 안에 암이 존재했던 것이다. 즉, 외과의뿐만 아니라 병리의도 오진을 한 것이다.

실수도 정도껏 하라고 말하고 싶은 사례이므로 병원이 배상금을 지불하는 것은 당연하다(다만 제대로 진단해서 유방암 치료가 이루어졌을 때 환자를 구명할 수 있었는가 하면 역시 장기전이가 발생해서 구명할 수 없었을 것이라고 생각된다. 후술 참조).

병리진단에 대한 신앙심은 이와 같이 예전이나 지금이나 존재한다. 유방암 분야에 한정되는 것이 아니라 위, 대장, 전립선 등 모든 분야의 임상의에게 공통적으로 나타나는 현상이다.

암환자를 만들어 내는 병원

그러나 한편으로, 전술한 바와 같이 병리진단이 의무사항인 것도 아니다.

실은 이것을 이용한 범죄적인 진료행위를 가끔 본다.

아래에 소개하는 것은 암이 아닌데도 외과의가 고의로 암으로 진단해서 유방전절제를 시행한 사례이다. 미스터리와 같은 이야기여서 정확성을 기하기 위해 다소 길어진다.

1991년, 시즈오카靜岡 현 시미즈淸水 시(당시. 현재는 합병에 의해 시즈오카 시)에 사는 다케시타 이사코竹下勇子 씨(당시 42세. 허락을 받아서 실명으로 한다)는 유방에 응어리가 만져져서 유선외과 명의가 있다는 시립병원에서 검진을 받았다. 외과의는 곧 생체검사를 실시하고 유방암이라는 진단이 나오자 볶아치듯 수술을 권해서 유방전절제술을 했다.

그런데 평판과는 정반대로 수술 후에 흉터가 옥죄여 팔의 기능에 장애가 발생했다. 이사코 씨는 한참 고민한 끝에 설명의무위반으로 기능을 잃은 것에 대한 배상을 요구하며 1996년에 민사소송을 제기했다.

이윽고 재판과정에서 밝혀진 여러 정황에서 볼 때 이사코 씨에게, "나는 정말로 유방암이었는가?" 하는 의문이 솟아났다. 진단에 사용한 조직의 표본이 다른 사람의 암 표본과 바뀐 것이 아닌가 하고 의심했던 것이다. 그리고 그것을 주장하자 법원은 감정을 명령했다.

감정내용은 병리진단과 DNA 분석이다. 후자는 이사코 씨의 신체에서 세포를 채취해서 미토콘드리아의 DNA 배열을 특정하여 병원에서 제출한 병리표본 중의 DNA 배열과 비교하는 것이다.

감정결과는 놀랄만한 것이었다. 배열을 비교한 270개의 DNA 가운데 세 곳이 달랐기 때문이다. 게다가 표본 중의 DNA 배열은 사람에게 특징적인 배열 (여러 타입이 있다) 가운데 하나와 일치한 것이다. 이것은 확률적으로 봐서 돌연변이로 발생하는 것은 있을 수 없다고 하겠다.

즉 표본은 이사코 씨의 조직에서 나온 것이 아니라는 결론이다. 이사코 씨의 의문은 들어맞았다. 생체검사에서 이사코 씨한테서 얻은 조직은 어떤 시점에서 다른 사람의 유방암 조직과 바뀌었다고 생각할 수밖에 없는 것이다.

그런데 판결은 의외였다. 돌연변이의 가능성을 부정할 수 없다는 등의 이유를 붙여서 감정결과는 무시되었던 것이다[사전동의(informed consent) 위반이 있었다고 해서 원고 일부승소]. 항소심에서도 이 감정결과는 다시 무시되었다. 그러나 도쿄의과치과대학의 법의학 교실이 실시한 DNA의 감정문을 그대로 받아들이지 않는다면 대체 무엇을 기준으로 판결문을 쓸 수 있다는 것인가?

이 재판결과는 민사소송의 한계를 보여주는 것처럼 생각된다. 표본의 바꿔치기는 건강한 사람을 수술했다는 범죄를 은폐하기 위해 이루어진 것이지만 민사소송에서 경찰과 같은 강제적인 수사권한을 갖지 못한 민간인이 범죄를 입증할 수 없다는 한계이다.

또한 재판관으로서는 바꿔치기를 인정해서 큰 소동이 벌어지는 것을 싫어했을 가능성이 있다(재판장은 지역 병원협회와 교류도 있었다).

그런데 피고 병원의 대리인(변호사)에 관해서 기묘한 것이 있다. 시미즈시립병원(당시. 현재는 시즈오카시립시미즈병원)은 그동안 의료소송을 당한 경우가 적지 않게 있어 이 경우 지역 변호사 가운데 특정 복수의 변호사를 공동대리인으로 선임하는 것이 관례였다(어느 지방에서나 병원이 선임하는 변호사는 대개 정해져 있다).

그런데 이사코 씨의 재판에서는 도쿄의 변호사를 단독으로 대리인으로서 선임한 것이다. 게다가 이 변호사는 감정이 나온 후 조사해 봤더니 '인간게놈 해석연구에 관한 공통지침(안) 검토위원회'라는 DNA에 관한 정부위원회의 위원을 역임하고 있었다.

제소한 시점에서 이사코 씨는 병리표본이 바뀌었다는 의혹을 품고 있지 않아서 소장訴狀도 그 점을 거론하지 않았다. 그런데도 피고 병원은 그동안의 관례를 깨고 재판개시 당초부터 DNA 분석의 제일인자를 일부러 도쿄에서 불러 대리인으로 선임한 것이다(게다가 다른 변호사는 공동대리인으로 선임하지 않았다). 장래 DNA 분석이 문제가 된다는 것을 예상하고 있었다고 생각하지 않으면 설명되지 않는다(그리고 이 변호사 자신은 아마 사정을 모르고 수임했다고 생각된다).

그렇게 되면 새로운 의문이 생긴다. 누가 변호사를 추천했는가 하는 것이다. 이것이 이 사건 최대의 의문이다. 문제의 외과의는 변호사를 선택하는 지위에 있지 않았다. 아마 병원의 핵심인사 가운데 누군가가 소송의 장래를 예상해서 변호사를 선임한 것이라고 생각된다.

그러나 그렇다고 한다면 그 사람은 유선외과의의 소행을 이미 알고 있었던 것이 된다.

의료사기의 조작

실은 시미즈시립병원에서는 똑같은 사례가 또 있었다. 정말로 우연이지만 저자는 한때 방사선 치료 외래담당을 부탁받고서 시미즈시립병원에 주 1회 다니고 있었다(이사코 씨의 일은 시미즈시립병원에 다니는 것을 그만두고서 알았다). 그동안 전술한 유선외과의로부터는 (꺼린 듯) 환자의 치료의뢰는 한 건도 없었는데 방사선 치료 외래를 담당하는 다른 의사로부터 상담을 받는 경우가 종종 있었고 그 가운데 이런 일이 있었다.

그 유선외과의가 유방암으로 진단해서 유방온존수술 후 방사선 치료를 의뢰해온 사례로, 병리진단결과가 진료기록카드에 없어서 "병리진단 보고서와 함께 재의뢰하라"고 되돌려 보내자 두 번 다시 의뢰가 없었다. 그러한 사례가 여러 차례 있었다고 한다.

모든 사실을 모순이 없도록 정리해서 구도를 그려보면 이 병원에서 이루어지고 있었던 것은 다음과 같다.

먼저 유선외과의는 유방암 조기발견을 외치며 검진을 권하여(협력하는 보도기관도 있었다) 건강한 사람을 모아 이것저것 이유를 대서 생체검사를 한다. 그리고 어떤 방법으로 입수한 유방암 환자의 조직과

바꿔치기하든가 아니면 생검조직을 병리검사과에 제출하지 않고 둔
다(병리진단이 없더라도 암진단이 가능하다는 것은 전술했다).

생체검사 후 환자에게는 유방암이라고 고지하여 유방전절제술
을 받도록 권한다. 당연히 수술건수는 늘고 게다가 건강인이기 때문
에 재발이나 전이는 있을 수 없다.

수술건수가 많은 한편 재발이나 전이가 적은 명의로 소문이 나
명의를 소개한 책에도 실려 점점 환자가 늘어났다. 전절제술이라면
외과라는 단일진료과 안에서 치료가 이뤄지기 때문에 외과의 외래
와 병동을 장악하고 있다면 나쁜 짓은 간단히 발각되지 않는다.

그렇다고 하더라도 건강인을 유방암 환자로 바꾸는 조작을 결국
병원 안의 누군가가 눈치 챘을 것이다.

그러나 그들은 생각한다. 진실을 다른 사람에게 누설하면 병원이
스캔들에 휘말리게 된다고 말이다. 그래서 침묵하게 되는데 한 번이
라도 침묵하게 되면 외과의의 범죄수행을 방조한 것이 되어 공범자
가 되고 만다.

그리고 이미 공범자가 된 죄의식 때문에 결국 입이 무거울 것 같
은 다른 사람에게 고백하게 되고 그 이야기를 들은 사람도 마찬가지
로 죄의식을 안고 침묵하고 있을 수는 없다.

이렇게 해서 병원 내에 공범자들이 확산되어서 병원 밖에서 보
면 조직적인 범죄라고 할 수가 있다. 이 공범자들 가운데 병원의 핵
심인사가 있었는지 이사코 씨가 제소했을 때 곧바로 DNA 분석에
해박한 변호사를 대리인으로 선임할 수 있었다.

한편 유방암 치료의 주류는 유방전절제술에서 유방온존요법乳房溫存療法으로 바뀌기 시작하고 있었다. 외과의는 시대에 뒤쳐지지 않으려고 (뒤쳐지면 환자가 준다) 온존수술을 시작하기로 했지만 온존요법에서는 유방 내 재발을 줄이기 위해 방사선 치료가 필요하다. 그래서 방사선과에 의뢰하지 않을 수 없게 되어 병리진단 없이 유방암으로 진단하고 있었다는 것이 알려지고 말았다는 구도일 것이다[그런데 이 외과의는 유방온존수술을 누구에게도 배우지 않고, 눈동냥으로 보고 흉내 내기 시작해서 상처자국이 끔찍했다. 이 사건 재판에 제출된 실례 사진은《유방암을 잊기 위한 책》(文春文庫) 130페이지에 전재되어 있다].

다른 병원은 성실하게 진료하고 있다고 믿고 싶다. 그렇지만 똑같은 사례가 또 있다.

사이타마埼玉 현 도코로자와所沢 시의 후지미富士見산부인과병원에서 다수의 건강한 여성에게 '자궁암', '자궁근종' 등의 병명을 들고 심리적으로 몰아붙인 후 그 자궁이나 난소를 절제하여 형사·민사재판이 일어난 사건이 유명하다.

이 경우도 병리진단이 실시되지 않았으며 우연히 보존되어 있던 '자궁근종'이라고 담당의가 진단한 39개 자궁의 감정에서 근종이 있었던 것은 9개뿐이고 이것들도 절제할 필요가 없었다는 결과이다.

또한 과거에는 혈액검사만으로 암을 알 수 있다고 선전하여 고액의 검사료를 받고 급기야 제멋대로 암이라고 진단해서 민간요법과 비슷한 고액의 치료를 권하는 사례가 있었다.

현재도 민간요법 혹은 의사가 시술하는 민간요법적인 시술과 관련해서 비슷한 이야기를 듣는 경우가 종종 있다.

병리진단의 오진 리스크

이와 같이 암이 아닌데도 암환자로 만들어버리는 것을 방지하기 위해서는 암진단 시스템 안에 병리진단을 포함시킬 필요가 있다. 그러나 이번에는 병리진단의 오진이 문제가 된다.

병리진단의 오진은 두 가지 형태로 나눌 수 있다.

첫 번째는 정말로 암인데 병리의가 양성으로 판단해버리는 오진이고, 두 번째는 사실은 양성인데 병리의가 암으로 판단해버리는 오진이다. 어느 것이나 중대하지만 암을 양성으로 판단한 경우에는 재발이나 전이가 발생했을 때 진상이 밝혀진다. 이에 대해 양성을 암으로 오진하면 진상은 영원히 어둠 속에 묻혀버리고 만다. 본디 양성이기 때문에 재발이나 전이가 발생할 리가 없어 진실이 밝혀질 계기가 없는 것이다. 오히려 환자는 재발이나 전이가 없는 것은 적절한 의료 덕이라고 감사하고 의사를 명의로 여기고 만다.

그러면 오진은 어느 정도 있는가? 의학계에는 은폐체질이 있기 때문에 의사라고 하더라도 실태를 파악하는 것은 곤란하다.

예를 들면 암을 양성이라고 하는 첫 번째 타입의 오진에서는 재발이나 전이가 발생한 단계에서 병리의에게 정보가 들어갈 것이다.

그러나 병리의는 오진을 정직하게 발표하는 일은 없다.

한편 오진한 임상의는 주변에 푸념할 것이다. 그래서 "저 병리의가 오진한 것 같다"는 소문이 나고 오진이 이어지면 "저 병리의는 오진이 많다"고 병원 내에서 소문이 난다. 그러나 소문만으로는 몇 퍼센트가 오진이었는지는 알 수 없다. 이와 같이 오진의 통계는 세상 밖으로 드러나기 어렵다.

이 점에 대해 저자는 유방온존요법을 선도하고 있었기 때문에 전국에서 수많은 유방암 환자가 모여든 시기가 있었다. 이들 환자가 이미 병리진단을 받은 경우에는 프레파라트를 빌려와서 신뢰하는 병리의에게 재검하도록 했다.

그랬더니 1990년대 초에 재검한 60건 가운데 7건(12퍼센트)이 암에서 양성으로 변경되었다. 당시 전국의 유방암 수술은 연간 2만 건 정도였는데 그 수치를 직접 대입하면 연간 2천 4백 명이 암이 아닌데도 유방을 잃고 있었던 것이다(당시 유방암 수술의 대부분은 유방전절제술이었다).

이 이야기를 쓴 《암과 싸우지 마라》 출판 후 어느 병리의와 대담했을 때 그는 "그렇게 오진이 많을 리가 없다"고 했다. 그러나 "그럴 리가 없다"고 하더라도 일본에서 첫째, 둘째로 불리는 유선병리의에게 재검받은 것이기 때문에 사실을 말할 수밖에 없었다.

한편 1990년대 중반부터 병리의 학회에서는 전원을 대상으로 해서 암 진단능력을 향상시키기 위한 강습회가 빈번하게 열렸고 언제나 만원을 이루는 대성황이었다. 시기적으로 볼 때 내 책이 다소 영향을 미쳤는가 하고 마음속으로 생각했다. 또한 각 강습회가 만원이라는 것은 많은 병리의가 진단에 자신이 없다는 것을 의미하고 있다고 생각된다.

실제로 일본의 아카데미즘 세계에서는 암과 양성을 제대로 분간할 수 있는 병리의보다도 시험관을 흔들거나 생쥐를 이용하거나 해서 학술논문을 양산하는 병리의가 훌륭하다고 여겨져 대학 내에서의 승진경쟁에서도 유리하다. 그래서 진단능력의 연찬은 소홀하게 되어 업적양산에 흠뻑 빠지게 된다. 실제로 오진이 많다는 소문이 있는 유명교수가 많다.

이것은 유방암뿐만 아니라 폐나 소화관의 암 등 다른 분야에도 공통된 현상이다.

그렇다고는 하지만 병리의 사이에서 진단을 조심스럽게 하자는 분위기가 이전보다 높아졌다. 그래서 오진율도 줄고 있을 것이다. 그러나 한편으로는 각종 검사법의 정밀화에 의해 이전보다도 작은 병변이 다수 발견되고 있다. 병변이 작아지면 작아질수록 병리진단은 어려워져 오진이 늘어난다.

이것들을 종합하면 오진의 절대수가 줄었는지 어떤지는 불명인 실정이다.

진단기준은 국가나 의사에 따라 가지각색

만약에 모든 병리의가 충분한 능력을 갖추고 있다고 하자.

이와 같은 경우라고 하더라도 오진문제로부터 벗어날 수 없다. 왜냐하면 병원에 따라 혹은 병리의에 따라 암으로 진단하는 기준이 서로 다르기 때문이다. 어느 실증적 연구에서는 대장의 57개 병변을 다들 권위 있는 병리의 8명에게 진단하도록 했더니 암으로 진단하는 비율이 가장 낮은 사람이 16퍼센트, 가장 높은 사람이 63퍼센트였다(〈위와 장〉, 1998: 33: 1435).

즉, 어떤 병변이 병리의에 따라 암으로 진단되거나 양성으로 진단되기도 하는 것이다. 이 경우에는 적어도 어느 한쪽의 진단은 잘못된 것이므로 일종의 오진이라고 할 수 있다.

또한 만약에 병리의의 진단기준을 통일시켰다고 하자. 그러나 그렇다고 하더라도 오진문제는 사라지지 않는다. 세계를 둘러보면 일본과 구미는 조기암의 진단기준이 서로 다르기 때문이다.

위나 대장에서 암으로 보이는 세포가 점막 내에만 존재하는 경우에 대해서 보면 일본의 기준에서는 암(점막내암)으로 진단하지만 구미에서는 암으로 진단하지 않는다(기껏해야 이형상피異型上皮). 구미에서는 점막보다 깊은 층에 파고든 경우에 암으로 진단하는 것이 기준이다.

그렇다고 한다면 일본에서 암으로 진단된 병변이 구미에서는 양성으로 진단되는 것이다. 위 병변의 경우 일본에서는 운이 나쁘면 (의사를 잘못 선택하면) 위전절제를 피할 수 없는데 반해 구미에서는 무죄방면이다.

이것도 어느 한쪽의 기준이 잘못되었다는 의미에서 오진의 일종이라고 생각할 수 있다.

어째서 병리진단 기준은 가지각색인가?

그것은 전술한 바와 같이 사람을 죽음에 이르게 한 암의 현미경 소견에서의 유추로 작은 병변의 기준을 작성하고 있기 때문이다. 그리고 그 작은 병변이 정말로 암으로서의 성질을 갖고 있는지 어떤지를 확인하지 않고 자신의 생각이나 억측을 섞어서 기준을 작성하므로 병리의마다 각양각색인 기준이 탄생하는 것이다(더욱이 암으로서의 성질이 있는지 없는지 확인하려고 생각하더라도 이미 병변을 절제해버렸기 때문에 확인할 수 없다고 하는 사정도 있다).

그러면 진단기준이 가지각색이라는 것을 알고 있는데도 어째서 통일할 수 없는가?

애당초 어느 기준이 옳은지는 객관적으로 판정할 수 없다(만약 확인하려고 한다면 다수의 병변을 방치하고 관찰하는 수밖에 없다). 그 결과 각 병리의가 "내 기준이 잘못되었다는 증거가 있는가?" 하고 주장하면 다른 사람은 잘못되었다는 증거를 찾을 수 없다(반대로 옳다는 증거도 없다).

이렇게 되면 그 뒤는 의지나 체면의 문제가 된다.

만약 자주적으로 자신의 기준을 포기하고 다른 기준으로 바꾼다면 어떻게 되는가? 그것은 학문적 패배이다. 자신의 기준이 잘못되었다고 하는 증거가 있는 것도 아니어서 포기할 수 없는 이치이다.

관점을 바꾸어 보면 병리진단 기준에는 종가제도宗家制度와 같은 면이 있다. 현재의 병리의가 이용하는 기준은 대개 자신이 속한 학파 선배들이 만들어 놓은 것을 계승하고 있다. 그것을 포기하고 다른 것으로 바꾼다면 선배들의 업적을 전부 부정하는 것이 된다.

이것이 차도茶道라면 어느 개인이 우라센케裏千家에서 오모테센케表千家(일본 다도의 3대 유파의 하나로 본가인 오모테센케와 분가인 우라센케와 무샤코지센케武者小路千家가 있다)로 바꾸는 것이나 그 반대도 가능할 것이다. 그러나 진단기준에는 그 작성에 관계된 혹은 계승한 의사로서의 전 인생이 걸려있기 때문에 변경은 곤란한 것이다. 이렇게 해서 진단기준은 통일되지 않은 채 시간이 흘러가는 것이다.

이것으로 암 진단에 대한 설명은 대충 끝낸다.

아래에서는 가짜암을 이해하기 위한 기초적인 사항을 설명한다. 그러나 필수사항은 아니므로 읽지 않고 건너뛰어도 관계없다.

진짜암과 가짜암은 '생김새'가 똑같다!

말하자면 현미경에 의한 병리진단은 세포의 생김새에 의해 그 성격을 구분하려는 것이다. 그러나 똑같은 생김새를 하고 있어서 암으로 진단된 것 가운데 전이하는 것 혹은 전이하지 않는 것과 같이 성격이 나뉘는 것은 세포의 성격은 생김새로 결정할 수 없다는 것을 의미한다.

사람에 비유한다면 인상人相과 마찬가지로 영화의 악역을 연기하는 험상궂은 얼굴의 배우가 선량하다거나, 아주 붙임성이 좋은 사람이 사기꾼이거나 하는 것과 마찬가지이다. 그래서 병리진단에서 '양성'으로 판단된 병변이 전이하는 경우도 발생한다.

원래 암세포의 성격은 유전자 세트의 프로그램으로 결정된다. 신체를 구성하는 각 장기의 세포는 뿌리를 찾아가면 하나의 수정란에 다다르므로 수정란이 갖고 있던 2만 개 이상의 유전자로 이루어지는 세트는 각 장기의 세포에 그대로 계승된다. 그러나 각 장기의 구조나 기능이 다른 것은 어느 유전자를 활동하게 하고 어느 유전자를 쉬게 하는 프로그램이 장기에 따라 각기 다르기 때문이다.

어느 유전자가 활동하면 그것에 대응하는 단백질이 만들어진다. 유전자와 단백질과는 대응관계가 있어 하나의 유전자에서 만들어지는 단백질은 특정한 한 종류이다. 따라서 각 세포는 2만 개 이상의 단백질을 만드는 능력을 똑같이 갖고 있지만 각 세포의 프로그램은 활동하는 유전자와 쉬는 유전자를 지령한다. 따라서 프로그램 내용이 다르면 생성되는 단백질의 조합이 바뀌는 것이다. 그래서 장기에 따라 생성되는 단백질의 조합이 달라서 구조나 기능이 달라지는 것이다.

암세포에서도 이 구조는 똑같다. 각 장기의 세포에서 발생하는 암세포는 각 장기의 세포와 (따라서 수정란과) 똑같은 유전자 세트를 갖고 있다. 다른 것은 발생 장기의 세포와는 다른 프로그램이 작동하고 있다는 점이다.

이상의 설명을 전제로 하면, 병리진단이 암세포가 전이하는지 혹은 전이하지 않는지 판단할 수 없는 것은 전이능력을 결정하는 단백질의 조합과 세포의 생김새를 결정하는 단백질의 조합이 똑같지 않거나 혹은 대응관계가 없기 때문일 것이다.

그렇기 때문에 생김새는 양성처럼 보이도록 하는 단백질 생성을 지령하는 프로그램 부분과 전이능력을 부여하는 프로그램 부분이 공존 가능하다면 양성으로 보이는 병변에서 전이가 발생한다. 또한 염증세포에서도 생김새가 암처럼 보이도록 하는 프로그램이 작동하고 있다면 염증과 암을 구분할 수 없게 된다.

'암 일원론'과 '암 이원론'

가짜암 이론을 이해하기 위해서는 종래의 암에 대한 생각을 재확인해 둘 필요가 있다. 지금까지의 사회통념은 아래와 같이 정리할 수 있을 것이다.

암의 상태를 나타내는 데 '상피내암', '점막내암', '초기암', '조기암', '진행암', '전이암', '말기암', '비침윤암', '침윤암' 등 다양한 의학 용어가 있다.

종래 이것들은, 발견되는 시기에 차이가 있을 뿐 그 본질 내지 성질에서는 동일하다고 생각되었다. 초기암이나 조기암을 방치하면 언젠가 진행암이 되고 더욱 방치하면 말기암이 된다고 말이다.

병기분류(암의 진행도를 나타내는 분류. 통상 1기에서 4기까지의 4단계 분류)를 이용해서 바꿔 말하면 1기의 것은 2기로, 2기의 것은 3기로, 그리고 마지막은 4기가 되어서 결국 숙주를 죽음에 이르게 한다는 생각이다. 암은 전부 똑같은 성질이라는 의미에서 이것을 '암 일원론'이라고 할 수 있다.

암 일원론에서는 초기암이나 조기암은 위험하기 짝이 없는 존재이므로 방치해서는 안 된다. 한편 초기단계에서 발견해서 치료하면 암 사망을 예방할 수 있다는 귀결도 된다. 그래서 암의 조기발견·조기치료(조기발견이론)가 주창되어 다양한 장기를 대상으로 해서 암검진이 실시되는 것이다.

이상의 암 일원론에 대해 가짜암 이론에서는 암으로 진단된 것 중에 '진짜암'과 '가짜암'이 있다고 생각한다. 진짜암은 장기전이가 있는 암이며 가짜암은 장기전이가 없는 암이다. 암은 성질이 다른 두 종류로 이루어진다고 생각하기 때문에 '암 이원론'이라고 할 수 있을 것이다.

가짜암이 문제가 되는 암은 위, 폐, 대장, 전립선, 자궁 등에서 발생하는 이른바 '고형암'이다(신경아세포종도 고형암). 백혈병, 골수종이나 악성림프종과 같은 '혈액암'은 가짜암 개념과는 관계가 희박하다(다만 혈액암이라도, 개개 암의 성질이 온순하고 나쁜 것은 있다).

이 책에서는 고형암을 대상으로 해서 '가짜암'과 '진짜암'의 차이를 논하기 때문에 혈액암에 관심이 있는 독자는 주의하기 바란다.

제3장

암 집단검진

▼
건강인을 포로로 하는
비즈니스

암검진이란 무엇인가?

'가짜암'을 이해하는 데 있어 암검진은 중요하다. 제1장에서 본 신경아세포종과 같이 암검진이 실시된 결과 가짜암의 존재가 밝혀졌다고 할 수 있다.

한편 암검진에 대해서는 오해가 있다. 그 중 가장 큰 것은 검진을 받으면 수명이 연장된다고 하는 것이다. 그것이 왜 오해인지 이 장에서는 암검진의 역사를 풀어가면서 가짜암의 존재가 각 장기의 암검진에 미치는 영향이나 암검진의 의미에 대해 검토한다.

또한 이 장은 폐, 유방, 위, 대장, 자궁경부, 전립선의 각 검진에 대해 논하므로 길어지지만 폐와 유방 편을 읽으면 이 장의 큰 줄거리는 알 수 있으리라는 것을 부언해 둔다.

먼저 암검진을 정의하기로 한다. 암검진이란 일반적으로 암을 의

심케 하는 증상이 없는 건강인을 대상으로 해서 암을 발견하기 위해 집단적으로 실시되는 검사(암 집단검진)를 가리킨다. 그러나 집단검진의 효과에 관한 분석이나 결론은 직장의 건강진단 종합건강검진 등에서의 암 발견을 위한 검사에도 그대로 적용할 수 있다.

암검진은 건강인이 대상이므로, 아프거나 고통스럽다는 등 암을 의심케 하는 증상을 갖고 있는 사람이나 환자를 대상으로 하는 검사는 여기서 말하는 암검진에는 포함되지 않는다. 그렇기 때문에 예를 들면 간경변이나 만성간염이 있는 사람에게 실시되는 (간암 발견을 위한) 초음파검사는 암검진에는 해당되지 않는다.

다만 골절을 진단하기 위해 뢴트겐 사진을 찍었더니 폐암이 우연히 찍혔다는 것과 같은 경우는 폐암검진에 대한 논의가 타당하다.

폐암검진 ① : 결핵 검진시스템의 계승

제2차 세계대전 종식 후, 일본의 폐질환에서 가장 문제가 된 것은 암이 아니라 결핵이었다. 패전한 지 얼마 지나지 않은 1947년 국민 사망원인을 보면 폐결핵으로 사망한 것이 12만 2천 명이고 폐암은 667명에 지나지 않았다.

그래서 전전戰前에 시작한 결핵검진은 전후戰後에도 계속·확대되어 X선(뢴트겐선) 간접촬영장치를 자동차에 싣고 전국 방방곡곡을 정기적으로 순회하는 등의 대책을 추진한 것이다.

결국 폐결핵에 의한 사망자 수는 감소했다. 다만 이것이 검진의 효과인지 여부는 불명이다. 감염증에 대한 개인의 저항력은 영양상태나 위생환경의 영향을 크게 받는데 패전 후의 경제성장에 수반하여 국민의 영양상태나 위생환경이 현저하게 개선되었기 때문이다.

여하튼 결핵 사망이 줄면 검진을 폐지하는 것이 당연하지만 검진은 이미 시스템화되어 있었다. 검진에는 방사선 기사 등의 생활이 걸려 있었고 검진을 관할하는 후생성의 낙하산 대상이 되어 있었다.

한편 전후 일관해서 평균수명이 늘어났고 폐암에 의한 사망이 증가했다(증가원인의 하나로 흡연인구나 흡연량의 증가가 있다). 그래서 후생성은 일석이조로 결핵검진체제를 폐암검진으로 전용을 도모했다. 구체적으로는 노인보건법을 1987년에 개정하여 국가정책으로서 폐암검진을 시작하기로 한 것이다.

여기서 해외로 눈을 돌려보자.

전후는 구미에서도 폐암사망이 증가해서 검진도입을 검토하기 시작했다. 일본과 다른 것은 무작위비교시험(임상시험. 추첨을 통해서 다수의 사람을 두 그룹으로 나누어 각각을 다른 방법으로 처우하는 시험방법)을 해서 폐암사망을 줄일 수 있는지 결과를 보고 나서 도입 여부를 결정하기로 한 것이다.

구체적으로는 몇몇 국가에서 다수의 골초를 모아서 두 그룹으로 나누어 한쪽은 정기적으로 (뢴트겐촬영 등) 검진을 실시하고 다른 한쪽은 무언가 증상이 나타났을 때 검진하는 (방치그룹) 시험연구를 시작했다.

임상시험은 미국 메이요병원에서의 시험이 유명하며 또한 중요하다. 골초 남성 9천 명을 모아서 두 그룹으로 나누어 검진그룹에게는 정기적으로 폐의 뢴트겐촬영과 객담 중에 포함된 세포의 현미경 검사(객담세포검사. 암세포를 찾는 검사)를 실시했다.

그런데 1986년에 공표된 결과는 의외였다. 폐암 사망자 수는 122명 대 115명으로 검진그룹이 조금 많았다(나중에 발표된 것이 〈그림 1〉). 폐암검진을 하더라도 폐암사망은 줄지 않는다는 결론이다.

〈그림 1〉 폐암 검진자와 비검진자의 폐암 사망자 수

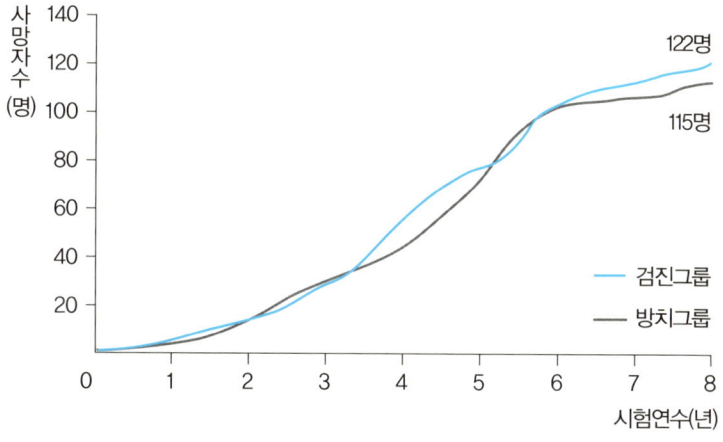

자료: *Cancer*, 1991: 67: 1155.

그 외에 두 가지 중요한 것이 있다.

첫 번째는 총사망자 수에 관한 것으로, 총사망자 수란 폐암 이외의 암, 심근경색, 뇌졸중, 사고, 자살 등 다양한 원인에 의한 사망자 수이다. 이 시험에서는 총사망자 수도 검진그룹이 많았던 것이다

(688명 대 665명, *Cancer*, 1993; 72: 1573). 추측해본다면 검진이 심리적 스트레스가 되어서 검진을 받고 안심해서 흡연량이 늘었다는 등의 이유를 생각할 수 있다.

두 번째는 이 시험결과에서 가짜암의 존재를 알 수 있다. 왜냐하면 폐암이 발견된 사람 수는 검진그룹이 많았기 때문이다(206명 대 160명).

만약 검진으로 발견된 폐암이 (만약 방치된 경우) 반드시 증대해서 증상이 나타난다면 검진그룹에서 발견된 폐암의 수는 방치그룹의 폐암 수와 같아진다는 원리이다. 그러나 실제로는 방치그룹에서 (증상이 나타나서) 발견된 수는 46명(206-160)이나 적었다.

이 46명에 상당하는 수의 폐암은 방치그룹에도 섞여 있었을 것이지만 증대하지 않고 전이도 발생하지 않아서 발견되지 않고 끝났다. 즉 가짜암이었다고 생각된다.

체코에서도 임상시험이 실시되었다. 6천 3백 명의 흡연 남성을 모아서 두 그룹으로 나누어 검진그룹에게는 흉부X선촬영과 객담의 세포검사를 정기적으로 시행한다는 앞의 메이요병원의 임상시험과 거의 같은 내용이다. 그 결과, 폐암 발견 수는 검진그룹이 많았다(108명 대 82명). 그리고 폐암에 의한 사망자 수는 검진그룹이 확실히 많았다(64명 대 47명). 총사망자 수도 검진그룹이 많았다(341명 대 293명, *International Journal of Cancer*, 1990; 45: 26).

이들 결과는 연구자들의 예상에 반하는 것이었다. 사망자 수가 달라지지 않았다면 기대에 벗어난 것뿐이지만, 오히려 증가했다는 것은 검진이 유해하다는 것을 나타내어 결론이 역전되었다.

구미에서는 그럴 리가 없으며 시험방법이 뭔가 잘못되었을 것이라고 검진을 고집하는 연구자도 있지만 공식적으로는 폐암검진에 의미가 없다는 결론이 존중되어 폐암검진의 도입은 단념되었다.

폐암검진 ② : 도입에 무효 데이터를 이용

그런데 전술한 바와 같이 일본은 폐암검진을 도입했다. 그런데 말이다. 노인보건법을 개정해서 폐암검진 실시를 법률화한 것은 메이요병원의 시험결과가 보고된 다음 해였던 것이다. 즉 데이터와 같은 근거 없이 시작한 것이 아니라 무효라는 시험결과가 나왔음에도 불구하고 검진을 시작한 것이다.

이러한 행동은 어떻게 이해해야 좋은가? 저자의 개인적 의견으로는 관계자의 생활이나 세력권을 유지하기 위해 결핵검진을 폐암검진으로 외관을 바꾼다는 결론 내지 결의가 먼저 있었다. 그런데 외국에서 검진무효라는 시험결과가 나와도 그 결의는 결코 바뀌지 않았다는 것이다.

그렇다고는 하지만 검진무효라는 시험결과가 (외국이라고는 하지만) 나왔기 때문에 검진관계자는 일본에서의 검진효과를 증명하는 데이터를 제시할 필요에 직면하였다. 그러나 사실을 증명하는 힘은 임상시험이 가장 강력하다. 그 이외의 데이터로 임상시험결과를 부정하는 것은 무리이다.

어쨌든 (검진시스템에 관련된) 전문가들은 검진에 효과가 있는 것처럼 보이는 데이터를 제시해서 통계분석에 어두운 일반인이나 매스컴을 속여 왔다.

그러나 이들 데이터의 제시는 가장 강한 데이터를 그것보다 약한 데이터로 부정하려고 하는 무리를 범한 것으로 어차피 생떼 같은 억지에 불과하다(억지 주장의 실제는 《암과 싸우지 마라》 제8장 참조). 학문적으로는 수치를 당하는 것이다.

흉부 뢴트겐촬영에 의한 폐암검진이 무효라면 누구든지 더욱 작은 병변을 발견할 수 있는 CT를 이용하면 어떨까 하는 생각을 하게 될 것이다.

전문가들도 그렇게 생각하고 구미에서 지금까지 적어도 일곱 번의 임상시험이 개시되었다(시험에 따라서는 비흡연자도 대상). 아직 시작한 지 얼마 되지 않아서 어느 임상시험도 최종결과가 보고되지는 않았지만 하나의 시험에서 중간결과가 보고되었다.

그 중간결과에서 폐암으로 사망한 것은 CT 검진그룹에서 1.6퍼센트, 방치그룹에서 1.7퍼센트로 별다르지 않았으며, 다른 원인으로 사망한 비율도 2.0퍼센트 대 2.1퍼센트로 별로 차이가 없었다. 그래서 "CT 검진의 사망 감소효과는 (당초 예측한 것보다) 훨씬 작을 것이다"라는 결론이 내려졌다(사망 감소효과가 비록 작아도 '있다'는 것처럼 표현되어 있는 것은 약간 문제이며 논리적으로는 "중간해석에서는 사망 감소효과가 인정되지 않았다"고 결론짓는 것이 타당하다).

중간결과를 좀 더 자세히 소개하면 이렇다. 발견된 폐암 수는 CT

검진그룹이 많다(60명 대 34명). 또한 CT 검진그룹에서는 진행도가 낮은 폐암의 수가 많고(1기가 33명 대 12명), 진행한 폐암의 수는 같았다 (17명 대 17명, *American Journal of Respiratory and Critical Care Medicine*, 2009; 180: 445).

이들 시험결과를 통해서 폐암검진에 관한 보고서를 쓴 이탈리아의 폐암 외과의는 "CT 폐암검진은 하나의 시험으로만 봐야 하며 임상시험의 장 이외에서는 실시하거나 선전해서는 안 된다"고 말하고 있다(*British Journal of Cancer*, 2010; 102: 1681).

그러나 이 금지는 현실에서는 지켜지지 않고 있다. 일본에서나 구미에서도 CT 폐암검진이 일반 공중에게 (유료로) 실시되고 있다. 게다가 전술한 데이터나 논문을 알고서도 유료로 실시되고 있어서 사기라고 평가하지 않을 수 없다고 생각한다.

그런데 통계적으로는 무효라고 하더라도 개개인에 대해서 본다면 그 가운데는 검진이 유효인 사람이 있는 것은 아닐까 하는 의문이 있을 수 있으므로 검토해보기로 한다. 이 의문은 바꾸어 말하면 방치그룹에서 폐암으로 사망한 사람 가운데 몇 명은 검진했다면 살릴 수 있었을 것이라고 생각하는 것이다.

그러나 이 생각을 전제로 했을 때, 예를 들어 메이요병원의 임상시험에서 검진그룹과 방치그룹의 폐암 사망자 수가 같다고 간주한다면 검진그룹에서는 (검진을 했기 때문에) 생명을 건진 사람들 대신에 검진을 했기 때문에 폐암으로 사망한 사람들의 존재를 상정하지 않을 수 없게 된다.

이와 같이 통계적으로 무효라는 결론이 나왔을 때에 개개인에서의 유효성을 상정하는 것은 무의미한 것이다.

유방암 검진 ① : 무시된 맥키넌설

유방암은, 자가진단으로 발견할 수 있는 것이 특징으로, 95퍼센트 이상은 본인이 응어리를 만져서 발견한다.

구미에서는 맘모그래피가 등장하기 훨씬 전인 20세기 초두부터 일반여성을 대상으로 조기발견의 필요성에서 자신이 가슴을 촉진하는 '자가진단'이 주창되었다(조기발견 캠페인). 미국에서는 조기발견 캠페인에 힘을 쏟는 주와 그렇지 않은 주로 나뉘었는데 각 주의 유방암 사망의 통계에서 의외의 사실이 밝혀졌다.

전체 발견 유방암에 차지하는 조기유방암의 비율은, 1920년대부터 1950년대에 걸쳐서 캠페인에 힘을 쏟는 정도에 따라 16퍼센트인 주에서부터 50퍼센트인 주까지 다양했다. 그러나 같은 기간 내의 단위인구당 유방암 사망은 어느 주나 일정하였다(사망자 수의 변동 그래프는 《암과 싸우지 마라》 제9장에 게재). 미국뿐만 아니라 캐나다의 각 주, 영국, 덴마크에서도 같은 결과였다.

유방암 사망이 일정하다는 것은 장기전이가 있는 유방암 수가 일정하다는 것을 나타내고 있다. 유방암의 경우 환자의 사망원인은 99퍼센트 이상이 장기전이이기 때문이다(바꾸어 말하면 '통계상의 유방암 사망자 수 = 장기전이에 의한 사망자 수'라고 생각된다).

한편, 조기발견 캠페인에 열심이었던 국가나 주에서는 시간의 경과와 더불어 보다 많은 유방암이 발견되었다. 그런데도 전술한 기간을 통해서 유방암 사망자 수가 일정하다는 것에서 볼 때, 발견 수의 증가부분(즉, 조기유방암 수의 증가부분)은 발견되지 않고 방치되었더라도 숙주를 죽이지 않는 성질을 가진 것이었다는 것을 나타낸다.

즉 이 통계는 유방암에는 성질이 서로 다른 두 종류의 것이 있다는 것을 나타내고 있다. 통계를 발표한 캐나다의 학자 맥키넌은 정확히 그것을 지적하고 있다. 이 책이 전하려고 하는 것의 본질은 맥키넌이 1955년에 이미 발표하였던 것이다.

유방암의 발견 수와 사망자 수의 관계를 보다 직접적으로 나타낸 미국 코네티컷 주의 통계도 있다(〈그림 2〉 참조). 이것을 보면 1940년 이후 캠페인의 영향이겠지만 유방암 발견 수는 점차 상승하고 있다. 그런데 단위인구당 유방암 사망자 수는 일정하였다.

이것으로 볼 때 진짜암의 수는 시대에 불구하고 일정하며 가짜암의 발견 수만이 증가하고 있다는 것을 알 수 있다.

그러나 맥키넌의 (암에는 두 종류가 있다는) 주장이나 전술한 여러 통계는 의학계에서는 무시되어 의대생에게는 가르쳐지지 않았다.

유방암 검진 ② : 맘모그래피에 대한 의문

현재 구미에서나 일본에서도 자가촉진 이외의 유방암 검진이 널리 실시되고 있다. 아래에서 그 발전사를 살펴보도록 하자.

유방암 검진이라고 하면 통상 맘모그래피(유방 뢴트겐촬영)를 이용한 검진을 가리킨다. 구미에서는 맘모그래피 검진이 널리 실시되고 있다.

왜 검진이 정당화되는가? 전문가들은 임상시험이 맘모그래피 검진의 효과를 증명했다고 주장한다. 제2차 세계대전 후 구미에서 적어도 여덟 가지 임상시험이 시행되어 유방암 사망 감소효과가 인정되었다는 것이다. 그 결과 구미에서는 많은 여성이 맘모그래피 검진을 받게 되었고 그 가운데는 맘모그래피 검진이 국가정책이 되어 대부분의 성인 여성이 검진을 받는 스웨덴과 같은 나라도 있다.

일본은 어떤가 하면, 이전부터 유방암 검진이 있었고 그 내용은 시진視診과 촉진觸診이었다. 그런데 전문가들이 맘모그래피의 도입을 주장하여 후생노동성이 시진과 촉진에 추가해서 맘모그래피의 도입 방침을 정하고 실제로 도입되었다.

그러나 일본 여성은 구미인과는 전제조건이 다르다.

먼저, 일본 여성의 유방암 사망률은 구미 여성의 4분의 1에 지나지 않는다.

두 번째로, 일본 여성은 유방이 큰 구미 여성과는 달리 본인이 유방암을 간단히 진단할 수 있으므로 검진을 필요로 하는 전제가 없다. 그렇기 때문에 일본에서 맘모그래피를 도입한다면 일본인에 대한 효율성을 조사하는 임상시험을 실시해야 하지만 그 시험은 이루어지지 않았다.

〈그림 2〉 미국 코네티컷 주의 유방암 발견 수와 사망자 수의 추이(여성 10만 명당)

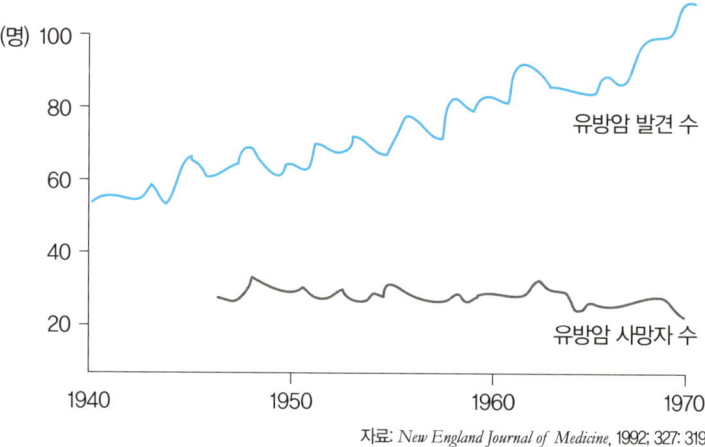

자료: New England Journal of Medicine, 1992; 327: 319.

그런데 중요한 구미에서 맘모그래피 검진의 근거에 불이 붙었다. 덴마크의 통계학자들이 공동으로 전술한 임상시험의 대부분은 신뢰할 수 없으며 신뢰할 수 있는 임상시험에 따르면 맘모그래피 검진은 무효라고 유명 의학잡지에 기고했기 때문이다(Lancet, 2000; 355: 129).

그들의 분석과 주장을 요약해보자.

스웨덴에서는 1985년에 맘모그래피 검진이 장려되어 대부분의 성인 여성이 검진을 받게 되었는데 1999년의 보고에서는 유방암 사망의 감소가 인정되지 않았다. 그래서 임상시험의 방법과 결과를 재검토한 바 여덟 가지 임상시험 가운데 여섯 가지 임상시험은 환자를 두 그룹으로 나누는 방법이 불공정, 불완전하다는 등의 이유로 시험 자체(따라서 결과도)를 신뢰할 수 없다. 시험방법을 신뢰할 수 있는 것은 스웨덴에서 실시된 다섯 가지 임상시험 가운데 하나와 캐나다에서 실시된 임상시험으로 모두 두 가지 임상시험뿐이다. 이들 두 가지 임상시험은 맘모그래피 검진에 의해서 유방암 사망이 감소하지 않는다는 것을 나타내고 있다고 한다.

그들의 분석을 좀 더 자세하게 살펴보자.

먼저 스웨덴의 다섯 가지 임상시험(전술한 바와 같이, 이 가운데 한 가지 임상시험만 신뢰할 수 있고 나머지는 신뢰할 수 없다)에 관해서,

① 만약 다섯 가지 임상시험 모두를 신뢰할 수 있다고 가정하면 다음과 같은 계산이 된다. 즉, 성인 여성 천 명을 검진하면 그 후 12년 사이에 1명이 유방암으로 사망하는 것을 막지만 그 대신에 총사망자 수는 6명 증가한다.
② 만약 이들 다섯 가지 임상시험(한 가지 임상시험을 제외하고)을 신뢰할 수 없다고 가정하면 맘모그래피 검진이 유방암 사망을 줄인다는 증거는 없다.
③ 따라서 맘모그래피 검진은 정당화할 수 없다.

는 결론이다.

저자는 이전에 이들 임상시험을 재검토한 적이 있었는데 그때 이들과 똑같은 결론에 도달했었다. 《암과 싸우지 마라》 제8장에서 저자가 신뢰할 수 있다고 생각해서 인용한 두 가지 임상시험은 이들이 선정한 두 가지 임상시험과 똑같은 것이다.

이와 같이 이들의 결론은 정확하다고 생각한다.

유방암 검진 ③ : 자가진단은 무의미

그 보고가 나오자 구미에서는 큰 소동이 벌어졌다. 보고내용이 정당하다고 인정되면 맘모그래피 검진업계의 존립기반이 흔들린다기보다는 소멸하기 때문이다.

그래서 검진업계는 총력을 기울여 반격에 나섰다. 의학잡지를 이용한 반격에서 새로운 논문을 집필해서 기고하는 것이다.

그러나 맘모그래피 검진을 옹호하려고 한다면 이용할 수 있는 데이터는 앞에서 든 여덟 가지 임상시험밖에 없다. 그 가운데 두 가지 임상시험은 신뢰할 수 있지만 결과는 검진을 부정하는 것이다. 따라서 신뢰할 수 없다고 치부된 나머지 여섯 가지 임상시험을 이용할 수밖에 없게 된다.

논쟁은 내용적으로는 검진 부정파에 이치가 있었지만 검진 옹호 진영은 수적인 힘으로 압도하려고 하여 각기 다른 검진기관에서 속속 논문을 발표했다. 그리고 논쟁에 새로 참가하는 것은 검진업계의 사람들뿐이고 공평한 제3자는 참가하지 않는다.

이렇게 되자 중과부적으로 논문 수가 많은 쪽이 유리하게 보여 논쟁은 유야무야하는 가운데 막이 내린 것이다.

이 구미에서의 소동을 일본에서 보고 있으면서 한번 시작되어 시스템화된 검진을 폐지하는 것은 어느 나라에서도 상당히 어렵구나 하고 생각했다. 또한 보통은 논리적으로 행동하는 것처럼 보이는 구미의 의학자도 자신의 생활이 걸려있어서인지 논리를 무시하는구나 하고 생각했다.

다만 한번 만들어진 검진시스템의 폐지는 어렵다고 하더라도 검진을 새로 개시하는 것은 저지할 수 있는 것은 아닌가? 이렇게 생각하는 것은 역시 지나치게 낙관적이다.

전술한 후생노동성이 맘모그래피 검진도입을 결정한 것은 위의 논쟁이 있고 난 후인 2004년의 일이다. 이것은 폐암검진 도입 때의 경위와 똑같다.

촉진에 의한 자가진단의 데이터도 소개하기로 한다. 중국에서 26만 명의 여성을 대상으로 방치그룹과 자가진단그룹으로 나눈 임상시험이 실시되었다.

그 결과 유방암 발견 수는 자가진단그룹이 조금 많았지만 큰 차이라고는 할 수 없다(864명 대 896명). 그리고 유방암 사망자 수도 자가진단그룹이 조금 많았다(131명 대 135명).

가장 현저한 차이가 난 것은 양성병변의 수로, 자가진단그룹이 두 배 가까이 많았으며 암인지 여부를 확인하기 위한 생검횟수가 천 건 이상 증가하였다(2,398건 대 3,627건, Journal of the National Cancer Institute, 2002; 94: 1445).

유방암 사망자 수는 변하지 않았고 유방에 상처를 남기는 생검만이 증가하였기 때문에 자가진단은 무의미하다기보다 유해하다.

위암검진 ① : 구미에서는 실시하지 않는다!

다음으로 위암검진을 살펴보자.

위암검진에 대해서는 구미에서도 임상시험은 없다. 그래서 먼저 위암검진의 역사부터 그 의의를 찾아보자.

일본에서 위암검진은 일반화되어 있지만 구미에서는 실시하고 있지 않다. 옛날에는 구미에서도 위암이 많았지만 짠 음식을 먹는 것이 줄어드는 등의 영향으로 자연히 감소해서 검진을 시작할 동기가 없었던 것이다.

또한 지금도 위암사망이 많은 빈곤국에서는 검진은 경제적으로 불가능하다. 그래서 일본에서만 위암검진이 실시되고 있는데 그렇다고 하더라도 어째서 시작되었는가?

위암은 제2차 세계대전 후 일본의 암 사망 원인의 톱을 차지하고 있었다. 그 당시 국가는 피폐해서 국민에게 만족할 만한 의료서비스를 제공할 수 없어서 지방에서는 처음으로 의사에게 진찰받은 것이 사망진단서를 받을 때라고 하는 아주 열악한 상황이었다고 한다. 음식물을 삼키지 못하거나 상복부가 아프다고 하는 등의 증상이 나타나서 검사를 받고 생전에 발견된 위암이라도 절제불능이든가 아니면 위절제술을 받더라도 대부분이 재발해서 사망했다.

이러한 경우 아이디어로서 떠오르는 것은 하나는 수술로 절제하는 범위의 확대이고 또 하나는 보다 조기에 위암을 발견하는 것이다.

그리고 실제로 절제범위의 확대가 실시되고 위암 조기발견을 위한 검사가 1950년대에 개시되었다.

다만 검사를 개시한다고 해도 효과가 불명이어서 병원에서 기다려서는 아무도 찾아오지 않는다. 그래서 의사들이 지방으로 찾아가서 수많은 주민들을 불러 모아 조영제라는 하얀 액체를 마시게 하고 뢴트겐장치로 촬영하는 방법을 택했다.

이것이 집단검진의 시작이다. 다수를 효율적으로 검사할 수 있도록 촬영장치를 차에 탑재한 검진차량도 개발되었다.

가장 큰 문제는 과거에 치료해온 것이 진행암뿐이었기 때문에 조기암이란 어떤 것인지 임상의들도 전혀 알지 못했던 것이다.

그렇지만 검사를 시작하자 작은 병변이 드문드문 발견되었다. 임상의는 이것은 조기의 '암'이 아닐까, 그렇다면 병리의의 보증이 필요하다고 생각해서 표본을 병리의에게 보였다. 그러나 병리의도 작은 병변을 본 적이 없기 때문에 '암'이라고 진단하지 않는다.

그렇다면 어떻게 해야 하는가? 임상의들은 포기하지 않고 계속 병리의에게 표본을 보냈다. 그 열의에 끌렸는지 병리의가 '암'이라고 진단하는 경우가 생겼다.

그리고 한번 '암'이라고 진단하자 다음부터는 '암'으로 진단하기 쉬워지는 심리가 작용했는지 서서히 '암'으로 인정하는 범위가 넓어졌다고 한다(자세한 것은 《성인병의 진실》 제9장, 文春文庫, 참조).

그런데 말이다. '표본'이란 오늘날과 같이 위내시경에 의한 생검으로 채취된 조직이 아니다. 수술에 의해 절제된 위주머니이다.

견해를 바꾸면, 이상의 이야기는 단순한 아이디어를 근거로 건강인을 많이 모아 검사해서 발견된 병변이 '암'인지 여부가 불명인데도 환자에게 '위절제가 필요'하다고 해서 위절제술을 하고, 병리의가 '암'으로 진단하지 않는데도 포기하지 않고 '암'으로 진단해줄 때까지 검진과 수술을 계속했다는 것이기도 하다.

그리고 병리의가 '암'으로 진단하게 되어도 검사방법이 미숙했기 때문에 위를 절제할 때까지 '암'인지 '양성'인지 불확실하다는 상황이 계속되었다.

이와 같이 위암검진은 일종의 인체시험이었다. 병변 같은 것을 발견했다고는 하지만 암인지 여부를 모르는 단계에서 건강인으로부터 위를 절제하는 의사들의 심리나 윤리관은 지금으로서는 도저히 이해하기 어렵다.

위암검진 ② : 발견 수가 증가해도 사망은 줄지 않는다!

여하튼 작은 병변이 '암'으로 진단되자, 위암검진은 점점 활성화되었다.

위내시경의 개량이 진전되어 생검이 가능해져서 위를 절제해서 암인지 여부를 결정할 필요가 없어졌다. 그리고 조기위암이 정의되어 육안에 의한 분류기준이나 현미경으로 본 경우의 진단기준(병리진단기준)이 만들어졌다(병리진단기준은 점막에 머무는 병변도 '암'으로 진단하도록 정해졌다. 이것이 앞에서 설명한 점막병변을 암으로 진단하지 않는 구미 기준과의 분기점이다).

그러나 이상의 경위에서 알 수 있는 것처럼 위암 사망을 줄인다는 증거 없이 검진이 시작되었다. 바꾸어 말하면 아이디어는 곧 실행이다. 데이터적인 근거가 없더라도 아이디어를 실행으로 옮긴다는 것은, 구미에서 (전술한 바와 같이) 사전에 임상시험을 실시하는 것과는 큰 차이이다.

그 후 오늘에 이르기까지 검진의 효과는 증명되지 않았다.

그뿐만 아니라 검진의 무효를 나타내는 데이터도 있다.

〈그림 3〉은 일본 남성의 위암 발견 수와 위암 사망자 수의 관계를 나타낸 그래프이다. 1970년대 이후 검진을 받는 사람들의 증가 등이 원인이었는지 위암 발견 수는 크게 늘었다.

그런데 만약 검진발견위암이 진행·말기위암의 전신이라면 발견 수가 이 정도 늘어나면 사망 수는 줄어들어야 한다. 그런데 〈그림 3〉의 위암 사망자 수는 평행이거나 혹은 증가경향에 있다.

여기에서 알 수 있는 바와 같이 검진발견위암이 증가한 부분은 진행기위암이나 말기위암의 전신이 아니라는 (바꾸어 말하면 가짜암이라는) 것을 의미하는 것이다.

〈그림 3〉 일본 남성의 위암 발견 수와 사망자 수의 추이

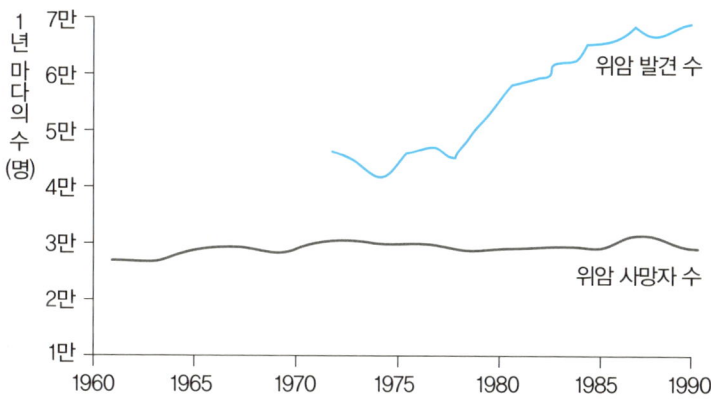

자료:「위와 장」 2005; 40: 19.

이와 같은 통계 데이터로부터 가짜암의 존재를 알 수 있는 것은 재미있는 일이다.

또한 1970년의 60대와 2000년의 60대를 비교하는 것과 같이 같은 연령층별로 비교하면 남녀 모두 1960년경부터 사망자 수는 감소하고 있다. 머지않아 일본도 구미와 같이 위암을 문제시하지 않는 국가가 될 것이다(이 감소가 검진의 효과 혹은 결과가 아니라는 것은 검진대상 인구의 극히 일부밖에 검진을 받지 않았던 시대에 이미 감소가 시작되었던 점이나, 검진대상이 되지 않는 초고령 인구에서도 감소가 나타나는 점 등에서 알 수 있다. 다만 사회 전체가 고령화하고 있기 때문에 위암 사망률이 높은 고령자층이 증가하여 그 결과 위암 사망의 추이 자체는 지금으로서는 평행선이다).

위암검진 ③ : 근거 없는 조기발견이론

이야기는 되돌아가는데 검진에 관여하는 임상의의 대부분은 지금도 조기위암은 진행암의 전신이며 조기위암을 발견해서 수술하면 암 사망을 방지할 수 있다(조기발견이론)고 믿고 있는 것은 아닌가?

이 근거 없는 확신의 문제는 그 뿌리가 깊다. 실은 저자도 근거 없는 확신을 품은 적이 있다. 의사 심리의 한 사례로서 저자의 경험을 이야기하기로 한다.

저자는 방사선과 수련의 시절에 현재 전문으로 하는 방사선 치료 이외에 방사선 진단 훈련도 받았으며 그 일환으로 위의 뢴트겐 검사법을 배우고 위암검진 업무를 돕기 위해 바로 기타간토北關東의 검진센터로 주 2일 출장을 다녔다.

업무내용은 방사선 기사가 촬영한 위 뢴트겐 사진을 진단하고 위암으로 의심되는 사람들의 정밀 뢴트겐 검사였다. 기사에 의한 검사나 정밀검사도 뢴트겐 촬영이지만 첫 번째 검사는 (간접촬영장치이기 때문에) 사진의 해상도가 낮고 한편에서 위내시경검사는 지금만큼 간단히 할 수 없는 시대였기 때문에 정밀검사로서 다시 뢴트겐 검사를 했던 것이다.

그 당시 저자는 조기위암 사례를 여러 건 발견해서 이것으로 암으로 인해 사망하는 것을 방지했다고 생각했다. 조기위암의 진단·치료를 확립한 선배들에게 감사하며 〈위와 장〉이라는 의학잡지의 지난 호를 사서 탐독하면서 장래는 소화관 진단을 전문으로 할까 하고 생각하기도 했다. 조기발견이론에 의문을 품기는커녕 오히려 확신을 가졌던 것이다.

어째서 확신을 가졌는가를 돌이켜보면 의학교육의 영향이 크다.

의대생 시절에 암은 조기발견이 중요하다고 배웠고 그것에 반하는 사실이나 이론을 가르치는 수업이나 교과서는 없었다. 졸업한 후에도 사정은 마찬가지였다.

더욱이 동료나 자신이 조기위암을 발견하면 위의 절제 표본 속의 암 병변을 직접 보기 때문에 그 심리적 임펙트도 크다. 생체에서 위가 무의미하게 절제되었을 가능성을 생각하는 것을 환자에 대한 모독으로 느껴 억제하는 심층심리가 작용해서 의문이 생길 여지는 없고 확신은 유지될 뿐 약해지지는 않는다.

의학계에는 의사들에게 조기발견이론에 대한 확신을 안기고 의문을 품지 않도록 하는 시스템이 갖춰져 있는 것이다.

저자는 그 후 방사선 치료를 전문으로 했는데 조기발견이론을 단념했기 때문이 아니다. 조기발견이론에 대한 의문은 암환자를 치료할 때 조우한 각종 의문을 종합적으로 설명하려고 했을 때 비로소 생겼다. 지금은 만약 소화관 진단을 전문으로 하고 있었다면 의문을 품지 못하고 이 책의 출판도 없었을 것이라고 생각한다.

그건 그렇고 위암 편의 마지막으로 검진에 관한 유사임상시험이라고도 할 수 있는 연구가 있어서 소개하고자 한다. 역시 검진에 의미가 없다는 것을 나타낸 연구이다.

스웨덴의 대학병원에서 위·십이지장궤양의 (위를 남기는) 수술을 받은 사람들 가운데 희망자에게 내시경검사를 반복하며 (검진그룹) 17년 간 관찰했다. 정기검사를 희망하지 않는 사람은, 뭔가 증상이 나타났을 때 내시경검사를 했다(방치그룹).

그 결과 방치그룹(484명)에서는 위암이 19명(4퍼센트), 검진그룹(354명)에서는 위암이 32명(9퍼센트) 발견되었다. 이 가운데 조기암은 방치그룹에서는 (19명 가운데) 2명, 검진그룹에서는 (32명 가운데) 18명이었다.

조기암의 수에 이 정도의 차이가 있다고 한다면 조기발견이론에서 봤을 때 검진그룹의 위암 사망자 수는 반드시 감소해야 한다. 그런데 실제로 위암으로 사망한 수는 방치그룹이 14명(사망률 2.9퍼센트)이고, 검진그룹에서는 12명(사망률 3.4퍼센트)으로 차이가 없었다 (*Scandinavian Journal of Gastroenterology*, 1991; 26: 1020).

이 시험결과를 해석하면, 검진그룹에서 과잉으로 발견된 위암은 방치하더라도 생명에 지장이 없는 병변이었다는 것이다. 혹은 그 이상 크게 자라지 않을지도 모른다(커진다면 증상이 발현해서 검사가 이루어져 발견될 것이다). 정식 임상시험이 아니라도 위암검진의 무효를 나타낸 이 연구의 의의는 크다고 할 수 있겠다.

이상은 요컨대 검진발견암을 치료하는 의미는 증명되지 않았다기보다는 검진발견암을 치료하는 것의 무의미가 증명되었다고 할 수 있겠다.

대장암 검진 : '유효'하다는 억지해석

종합건강검진 등에서 실시되는 대장내시경검사도 대장암 검진의 하나이다. 그런데 전통적으로는 대장암 검진이라고 하면 '대변잠혈검사'를 가리키며 이것은 내시경검사와는 달리 많은 사람을 한꺼번에 검사할 수 있다.

구체적으로는, 대변의 일부를 채취해서 제출하면 화학적으로 분석해서 대변에 피가 섞여 있는지 여부를 조사한다. 대변에 피가 섞여 있으면 '양성'으로 판정되어 정밀검사가 실시된다. 정밀검사 방법으로서는 대장 뢴트겐촬영과 내시경검사의 두 가지가 있으며 현재는 후자가 다수파이다.

대변잠혈검사에 관해서는 구미에 세 가지 임상시험결과가 있다. 각각 피험자가 수만 명이라는 대규모로 15만 명을 넘는 임상시험도 있다.

이들 세 가지 시험결과를 종합하면 검진을 받은 그룹에서는, 대장암 사망자 수가 약 25퍼센트 감소한다는 결론이다. 전문가들은 이 결론을 바탕으로 대장암 검진을 정당화하여 많은 국가에서 대장암 검진이 시작되었다.

더구나 일본에서는 임상시험결과가 나오기 훨씬 전부터 대장암 검진이 실시되었다.

그러나 이 결론에는 문제가 있다. 왜냐하면 이 결론을 유지하기 위해 일종의 정보조작이 개재되어 있기 때문이다. 개인적 경험을 섞어서 설명하기로 한다(전술한 임상시험의 데이터는 《성인병의 진실》 제10장 참조).

의학논문은 어떤 분야의 논문에서도 첫 페이지에 '초록'이 있어 연구목적, 연구방법, 결과, 결론 등 중요한 사항을 요약해서 싣고 있다. 논문을 읽는 사람의 대부분은 초록만 읽고 끝내며 인터넷 등에서 유통되는 정보도 대부분은 초록 정도의 내용이어서 초록은 매우 중요한 지위를 차지하고 있다.

그런데 저자는 이들 세 논문이 게재된 〈뉴잉글랜드저널〉이나 〈란세트〉를 정기구독하고 있어서 게재되고 바로 논문을 봤는데 초록을 읽었을 때, '뭐야!' 하는 생각이 들었다. 세 논문 모두 총사망자 수를 싣지 않았기 때문이다. 이상하다고 생각하고 본문을 읽어보니까 역시 총사망자 수를 언급하고 있지 않았다. 그래서 데이터의 표를 보니까 드디어 (세 논문 다) 총사망자 수가 있었다.

그래서 비교해보니 어느 논문도 검진그룹과 방치그룹 사이에 총사망자 수에 큰 차이는 없었다. 이렇게 말하면 작은 차이는 있는 것처럼 생각할 것이다. 사실 작은 차이는 있었다. 세 가지 시험의 총사망자 수를 더해 보니까 검진그룹의 총사망자 수는 방치그룹의 총사망자 수보다 약간 많았던 것이다.

그렇다고 한다면 이들 논문에서 도출되는 결론은 조심스럽게 말하더라도 "대장암 검진을 하더라도 수명은 연장되지 않는다"여야 했다. 그런데 전문가들은 "검진에 의해 대장암 사망이 감소했다"고 말하고 있다.

그러나 그렇다고 한다면 총사망자 수는 같기 때문에 검진으로 대장암 이외의 사망이 증가했다는 것이 되고 만다. 게다가 수명은 변함이 없다. 이것으로는 도저히 대장암 검진을 정당화할 수 없다. 이것이 초록에 총사망자 수를 싣지 않은 이유라고 생각된다.

요컨대 여기에는 정보의 은폐가 있다. 전문가들 사이에는 암검진의 효과를 측정하는 데에는 총사망자 수가 가장 유용하고 오류가 적다는 암묵적 합의(이견의 일치)가 있다. 그리고 실제로도 총사망자 수를 조사했음에도 불구하고 초록에는 싣지 않았다. 누구든지 가장 먼저 읽고, 압도적 다수의 독자는 그것밖에 읽지 않는 초록에 싣지 않고, 초록의 다음으로 많이 읽는 본문에도 싣지 않았다. 게다가 이러한 스타일이 세 가지 논문에 공통되고 있다.

이것을 의도적이라고 하지 않는다면 뭐라고 설명할 수 있겠는가?

그런데 어째서 대장암 사망이 줄어드는데 총사망자 수가 같다는 결과가 나타나는 것인가?

전술한 유방암 검진의 임상시험에서도 유방암 사망은 줄지만 총사망자 수는 같다는 보고를 보았기 때문에 그러한 이유를 생각해보도록 하자.

대장암 검진의 효과를 판정하는데 무엇을 지표 내지 기준으로 하는가? 암검진이므로 대장암에 의한 사망자 수의 많고 적음을 문제로 해서 줄어든 경우에 '검진효과가 있음'이라고 판정하는 것이 타당하다고 생각하는 사람이 많을 것이라고 생각한다.

그러나 이 방법에는 결함이 있다. 어떤 사람이 사망한 경우에 대장암으로 사망했는지 여부의 판정이 곤란한 경우가 많이 있기 때문이다. 일본에서나 구미에서도 환자가 사망한 경우에 해부해서 사인을 판정하는 경우는 드물기 때문에 임상징후를 보고 판정하는데 그 때 오류가 혼입되기 쉬운 것이다. 요컨대,

① 사실은 다른 암으로 사망했는데 대장암으로 사망한 것으로 되는 경우
② 이전에 대장암에 걸린 적이 있으면 다른 양성질환으로 사망하더라도 대장암을 사인으로 단정해버리는 경우
③ 반대로, 대장암수술을 받게 되면 전이로 사망하더라도 다른 병을 사인으로 해버리는 경우

등을 생각할 수 있다.

그래서 검진을 받는 목적을 생각해보면 대장암 검진을 받는 것은 대장암으로 죽지 않는 것이 목적인가? 그렇지 않고 장수하고 싶기 때문에 검진을 받을 것이다.

대장암으로 죽지 않는다면 다른 질병으로 일찍 죽어도 좋다고는 누구도 생각하지 않는다.

그렇기 때문에 대장암 검진의 효과는 검진을 받은 그룹이 받지 않았던 그룹보다 오래 살았는가의 여부를 기준으로 해서 판정해야 한다.

다만, 수명의 길이 자체를 측정하기 위해서는 생존기간 그래프를 제시할 필요가 있다. 그러나 대장암 검진뿐만 아니라 암검진의 임상

시험 논문에서는 생존기간 그래프를 실은 것을 본 적이 없다(이것도 정보은폐 노력의 일환인가?).

그래서 총사망자 수에 착안할 수밖에 없는 것이다. 모든 암, 심근경색, 뇌졸중, 사고, 자살 등 모든 원인에 의한 사망을 합계한 '총사망자 수'를 비교하면 수명의 길이를 비교한 것과 같은 결론을 얻을 수 있을 것이라고 기대할 수 있다.

또한 총사망자 수라면 개개의 사인은 문제시할 필요는 없고 죽었는지 여부의 판정은 비교적 용이하므로 오류가 혼입될 여지가 적다는 이점도 있다.

이상을 요약하면 대장암 검진의 세 가지 논문은, 대변잠혈검사는 수명을 연장시키지 못하므로 무효 내지 무의미하다고 판단해야 하는 것이다. 그런데 전문가들은 이것을 검진의 유용성을 나타낸 것으로 하는 억지해석을 붙여 검진시스템을 구축한 것이다[어느 암 통계 전문가는 대장암 검진을 받으면 수명이 연장된다고 일반인이 생각하는 것은 '착각'이라고 말하고 있다. 그런데 동일인물이 대장암 사망의 감소를 강조하면서 검진체제를 옹호한다《명의의 '유해한 치료' '죽음을 재촉하는 수술'》79페이지 이하 참조). 여기에서 검진업계의 구조적 문제를 엿볼 수 있다].

마지막으로, 대변잠혈검사가 아니라 곧바로 내시경검사를 하는 경우에 대해서 이야기해보자.

최근 이것에 대해서 임상시험결과가 발표되었다. 17만 명을 방치그룹과 검진그룹으로 나누어 검진그룹에서는 대장내시경검사를 딱 한 번만 실시했다. 그 결과 검진그룹의 대장암 사망이 31퍼센트 줄어들었다. 그러나 총사망자 수에는 의미 있는 차이는 인정되지 않았다(*Lancet*, 2010; 375: 1624).

그렇게 되는 이유에 대해서는 전술한 대변잠혈검사에서 설명한 바와 같다.

자궁암 검진 : 자연감소와 과잉발견

자궁암은 자궁의 입구에 발생하는 자궁경부암과 태아를 품는 장소인 자궁체부에 발생하는 자궁체부암으로 나뉜다. 그러나 종래 자궁암 사망의 압도적 다수는 자궁경부암에 의한 것이다. 한편 자궁체부암 검진은 (자궁 내에 기구를 삽입하기 때문에) 고통이 심해서 기피하고 있다. 그래서 요즘도 자궁암 검진이라고 하면 통상 자궁경부암 검진을 의미한다. 이 책에서 검토하는 것도 자궁경부암 검진에 대해서이다.

어째서 자궁암 검진이 개시되었는지 그 이유를 생각해보면 첫 번째, 구미제국에서는 일찍이 자궁경부암으로 사망하는 사람이 많아서 그것을 어떻게든 하고 싶다는 바람이 있었다. 한편에서 암의 조기발견이론이 존재해서 검진하면 구명가능하지 않을까 하고 생각하는 의사들이 많이 있었다. 그리고 자궁경부암은 간단한 작업으로 진단가능하다는 것도 큰 이유가 되었다고 생각된다.

왜 그런가 하면, 질膣을 열고 들여다보면 자궁경부를 관찰할 수 있으며 암으로 의심되는 혹이 발견되면 그것만으로 거의 진단이 끝난다. 혹이 발견되지 않는 경우에는 상피내암 등 비교적 초기암의 유무를 조사하기 위해 세포진細胞診을 실시하는데 의료용 주걱 등으로 자궁경부를 문질러 세포를 채취하면 되기 때문에 비교적 간단하다. 환자 본인이 암 덩어리를 발견할 수 있는 유방암이라고 하더라도 세포진을 위해서는 주사바늘을 찔러 넣지 않으면 안 되는 것과는 대조적이다. 그리고 세포진의 기법은 제2차 세계대전쯤에는 이미 완성되었다.

이와 같이 해서 구미에서도 자궁경부암 검진은 임상시험을 하지 않고 시작되었던 것이다.

그 결과 구미에서는 자궁암에 의한 사망자 수가 감소했다고 주장되었다. 그러나 정말로 그런가? 자궁암 검진이 구미보다 늦게 시작된 일본의 상황을 살펴보기로 하자.

제2차 세계대전 후, 일본에서는 자궁암에 의한 사망이 매우 많이 발생했다. 그 이유의 하나는 국민의 영양상태가 나빴다는 점에서 찾을 수 있을 것이다. 후술하는 제10장에서 말한 바와 같이 영양상태가 나쁘면 암에 대한 저항력이 떨어져 암 사망률이 높아진다. 지금도 발전도상국에는 자궁암 사망이 많이 발생하고 있다.

그런데 자궁암 검진은 1962년에 일부 지역에서 세포진이 시작되었다. 또한 국가정책으로서 검진이 시작된 것은 1982년의 일이다 (다만 검진을 받는 것은 지금도 대상인구의 20퍼센트 정도).

전국 자궁암 사망자 수의 추이 그래프에 이들 개시연도를 기입한 것이 〈그림 4〉이다. 자궁암 사망의 감소에서 자궁암 검진은 아무런 역할도 하지 못하는 것을 알 수 있을 것이다.

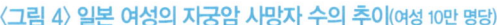
〈그림 4〉 일본 여성의 자궁암 사망자 수의 추이(여성 10만 명당)

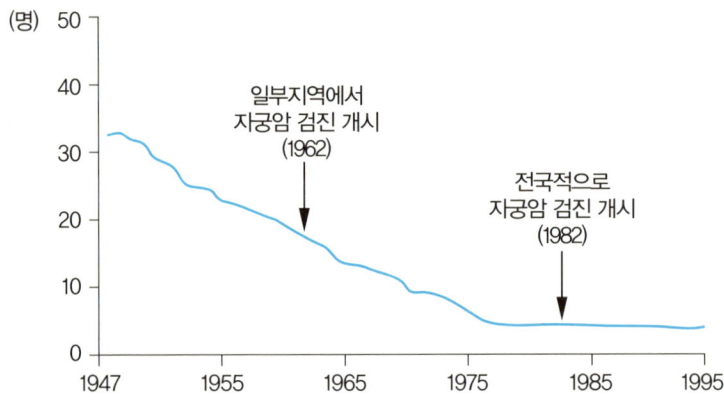

자료: 후생노동성 인구동태통계.

구미에서 자궁암에 의한 사망이 감소한 것은 일본과 마찬가지로 영양상태의 개선이 큰 이유일 것이다. 위암도 옛날에는 구미의 사망 원인의 상위를 차지하고 있었고 역시 자연감소한 것을 앞에서 설명했는데 이것도 식생활의 개선이 그 이유라고 생각된다.

그러나 어떤 암에 의한 사망자 수가 자연적으로 감소하기 시작한 경우 검진이 같은 시기에 시작되면 사망자 수의 감소는 검진의 효과로 착각하기 쉽다.

여하튼 구미에서는 자궁암 검진이 유효하다고 간주되어 시스템화되었다. 스웨덴에서도 1967년 이후, 세포진이 국가정책화·시스템화되어 수많은 여성이 검진을 받게 되었다. 그래서 발생한 것이 상피내암의 과잉발견이다.

〈그림 5〉를 보면 검진의 도입에 의해 스웨덴 국내의 상피내암 발견 수가 현저히 증가하고 있다.

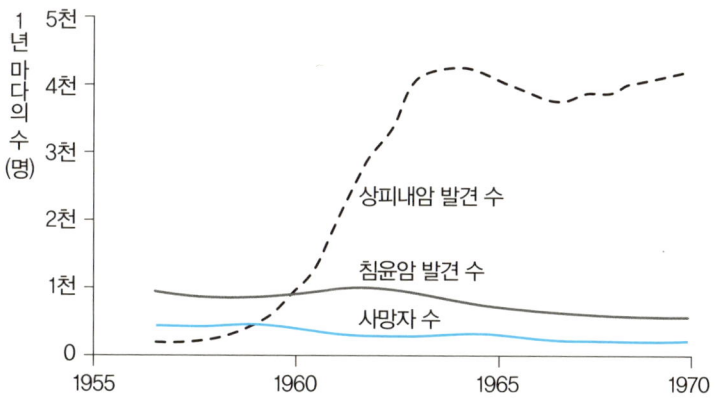

〈그림 5〉 스웨덴의 자궁암 발견 수와 사망자 수의 추이

자료: British Journal of Cancer, 1989; 60: 132.

한편 암세포가 상피 바깥에 침윤(침입)한 '침윤암'의 수는 천천히 감소하고 있으며 그 감소는 1960년대 후반부터 시작하고 있기 때문에 자연감소의 가능성도 있다.

이 점과 (〈그림 5〉의 논문과) 동일한 연구자 그룹에 의하면 1975년에 발견한 상피내암 백 명당 (10년 후에) 침윤암 한 명이 줄어든 계산이 된다고 한다(*Journal of the National Cancer Institute*, 1993; 85: 1050).

이 연구 결과를 바꾸어 말하면 상피내암 백 명 가운데 침윤암으로 진행하는 것은 단 한 명뿐이라는 것이다. 상피내암은 본질적으로 가짜암인 것이다.

한편 〈그림 5〉에서는 자궁암 사망자 수는 검진개시 후에도 일정하다. 따라서 상피내암 발견 수가 증가했는데도 '진짜암'의 수는 감소하지 않았다.

두 번째의 가능성은 검진에 의한 상피내암의 발견·수술이 침윤암 수의 감소를 가져왔다는 것이다. 그러나 감소한 것은 '가짜암'인 침윤암으로 침윤암 가운데도 '진짜암'은 감소하지 않았다. 그렇기 때문에 사망 수는 감소하지 않았다.

검진 실시기관의 이야기를 들어보도록 하자. 1966년에 검진을 시작한 영국의 어느 검진시설은, 검진결과를 분석했지만 검진이 자궁암 사망을 감소시켰다는 증거를 찾을 수 없었다. 그것을 보고한 논문의 결론은 다음과 같다.

"30년에 걸친 자궁경부암 검진의 진짜 교훈은, 검진으로 얻을 수 있다고 예상되는 이익이 아무리 명백하게 보이더라도 사전에 임상시험을 실시해서 플러스 효과와 마이너스 효과를 적절히 평가한 후가 아니라면 결코 검진을 도입해서는 안 된다는 것이다"(*Lancet*, 1995; 345: 1469).

전립선암 검진 : 쓸데없는 검진은 미국에서도 유행

전립선암의 검진은 채혈해서 혈중의 전립선특이항원(PSA)의 수치를 측정한다. 이 수치가 일정 이상이면 전립선암이 존재할 확률이 높아서 정밀검사를 하게 된다.

이 경우 CT나 MRI도 실시되지만 전립선암인지 여부를 결정하는 것은 굵은 바늘에 의한 생검(조직 채취와 병리진단)이다. 침생검은 굵은 바늘을 전립선에 (일정 횟수) 찌른다. 병변이 전립선의 어디에 있는지 불명인 경우가 많아서, 이곳저곳에 바늘을 찔러서 조직을 채취하게 된다. 그리고 전립선암이 발견된 경우에는 수술(전립선전절제)이나 방사선 치료를 실시하게 된다.

PSA에 의한 전립선암 검진은 미국에서 일찍이 시작되었는데 PSA검사를 하면 전립선암 사망이 감소한다는 데이터는 존재하지 않았다. PSA검사를 하면 전립선암을 발견할 수 있다는 것이 검진을 시작한 근거였다. 이 때문에 미국 (중류 이상의) 남성의 대부분이 PSA검사를 받게 되었는데도 PSA검사에 대한 반대론은 그 뿌리가 깊다.

비뇨기과의와 방사선 치료의는 "PSA검사로 전립선암 사망을 예방할 수 있다"고 주장하고 통계학자 등은 "PSA검사로 전립선암 사망을 줄였다는 증거가 없다"고 반론하는 구도이다.

그런 가운데 재미있는 데이터가 공표되었다. 미국과 영국이 각각 전립선암 발견 수와 전립선암 사망자 수의 연대적 추이를 나타낸 그래프이다〈그림 6〉참조).

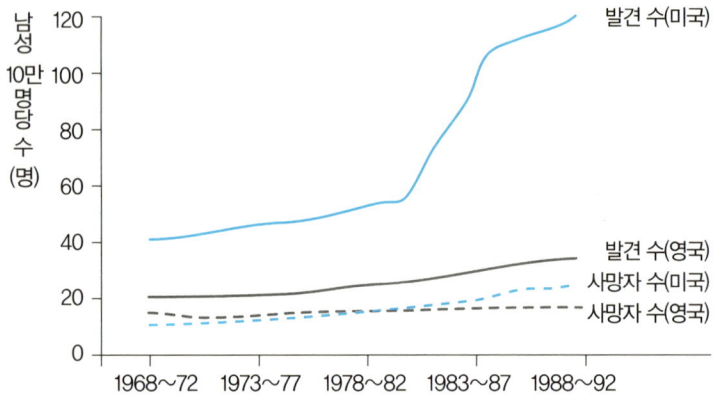

〈그림 6〉 미국과 영국의 전립선암 발견 수와 사망자 수의 추이

자료: *Journal of the National Cancer Institute*, 1998; 90: 1230.

　이 그래프를 보면 미국의 전립선암 발견 수는 비약적으로 증가하고 있다. 이에 대해 영국은 PSA검사에 그다지 관심이 없어서인지 발견 수가 증가하고는 있지만 미국과는 큰 차이를 보이고 있다.

　그런데 전립선암에 의한 사망자 수를 나타내는 곡선은 미국과 영국이 꼭 겹쳐져 있다. 2개의 선이 너무 꼭 겹쳐져 있기 때문에 마치 하나의 선처럼 보인다.

　전립선암의 발견 수가 많든 적든 사망자 수는 변하지 않았다. PSA검사가 사망자 수의 감소에 아무런 영향도 미치지 못한다는 것이다. 바꾸어 생각하면 PSA검사로 발견가능해지기 훨씬 이전에 진짜암은 전이했다는 것이 된다. 한편 미국의 PSA검사에서 증가한 암의 대부분이 가짜암이었다는 것이다.

그러나 이러한 데이터가 발표되어도 전립선암 검진이 중지되지 않고 점점 확산되었다. 일본에서도 PSA검사를 받고 전립선암으로 진단받은 사람이 급증하고 있다.

그렇다고는 하지만 한편에서 임상시험이 실시되고 있다. 미국과 유럽에서 각각 1990년대 전반에 시작된 임상시험은 최근 중간성적이 보고되었다.

그러나 두 가지 시험결과는 약간 모순된다. 미국의 임상시험에서는 검진그룹의 전립선암 사망은 감소하지 않았을 뿐만 아니라 (방치그룹보다) 조금 많았던 것에 대해 유럽의 임상시험에서는 전립선암 사망 감소효과가 인정되었던 것이다(New England Journal of Medicine, 2009; 360: 1310, 1320). 그래서 두 가지 임상시험의 어느 쪽을 신뢰할 수 있는가 하는 논쟁이 시작되었다.

이 점에 대해 저자는 미국 임상시험의 신뢰성이 더 높다고 생각한다. 왜냐하면 미국 임상시험은 동일한 피험자를 대상으로 할당방법을 궁리하여 폐암검진이나 대장암 검진의 임상시험도 실시하고 있기 때문이다.

그렇다면 피험자가 사망한 경우, 사인이 전립선암, 폐암, 대장암 중 어느 것인가를 구별하는 것이 중요하다. 그렇기 때문에 사인판정이 자연히 신중하게 이루어진다고 생각할 수 있다.

이에 대해 유럽의 임상시험에서는 전립선암 검진에 한정된 임상시험이어서 피험자의 사인판정이 충분히 이루어지지 않을 가능성이 많다.

그러나 이 논쟁은 무의미하다. 두 시험 다 같이 검진그룹과 방치그룹의 총사망자 수에 차이가 없기 때문이다. 전립선암이 많다고 하는 구미에서도 전립선암에 의한 사망자 수는 총사망자 수의 1퍼센트 정도를 차지하는 것에 지나지 않으며 게다가 (전술한 두 가지 임상시험에서는) 검진을 하더라도 총사망자 수는 변하지 않았던 것이다(수명이 연장되지 않는다).

결국 전립선암 검진은 무의미하다고밖에 평가할 수 없는 것처럼 생각된다.

암검진의 '효과'와 결론

마지막으로 암검진 효과의 연구에서 얻은 결론을 정리하기로 한다. 임상시험이 실시되지 않은 장기의 암에 관해서도 다음의 결론이 해당되리라고 생각된다.

① 검진을 하면 암이 발견되는 사람은 증가한다.
② 그러나 암 사망자 수는 변하지 않든가 증가한다.
③ 검진그룹의 암 발견 수의 증가분은 방치그룹에서는 최후까지 방치된 것으로 되지만 그래도 사망자 수가 증가하지 않는 것에서 볼 때 사람을 죽이지 않는 암, 즉 가짜암이라고 생각된다.

④ 검진그룹에서는 사람을 죽음에 이르게 하는 암(즉, 진짜암)도 방치그룹보다는 조기에 발견되었을 것이지만 운명을 바꿀 수는 없다. 원발병소가 검진으로 발견될 수 있는 크기로 되기 전에 사망의 원인인 전이가 발생하고 있다.

⑤ CT 등을 이용해서 보다 정밀한 검사를 하면 뢴트겐촬영보다 훨씬 조기에 원발병소를 발견할 수 있지만 전술한 결론은 변하지 않는다. 왜냐하면 암이 작아질수록 가짜암일 확률은 높아지며 한편으로는 진짜암은 작더라도 이미 전이가 발생하고 있기 때문이다.

⑥ 이상은 양전자단층촬영(이하 PET)을 이용한 암검진에도 해당된다. PET는, CT 등의 검사에서는 발견할 수 없는 암병소를 발견하는 경우가 많지만 이들 병소는 이미 전이가 발생한 진짜암이든지 가짜암이든지 어느 한쪽이므로 발견하더라도 수명은 연장되지 않는다. 한편 PET는 방사선동위원소를 사용하므로 피폭 선량이 많아서 1회의 검사로도 발암 원인이 될 수 있다.

⑦ 최근 검진을 담당하는 의사들도 집단검진은 정밀도나 효율이 나쁘다고 하여 숙련된 전문가에 의한 (정밀한) 개별검진이 좋다고 주장하게 되었다. 그러나 정밀한 개별검진에 의해 보다 작은 암이 발견되면 가짜암의 가능성도 한층 높아진다. 보다 많은 수의 '가짜암 환자'를 낳기 때문에 집단검진 이상으로 유해하다.

제4장

무치료

▼

방치 데이터에서
알 수 있는 것

암 방치를 희망하는 환자들

지금까지 설명한 바와 같이 암검진의 효과분석에서 방치하더라도 장기전이가 발생하지 않는 암의 존재가 밝혀졌다. 다만 데이터에서 결론을 추출하는 과정은 이해하기 어렵다고 느낀 독자도 있을 것이다.

그것보다도 암을 실제로 방치해서 관찰해보는 것이 단순명쾌한 면이 있다. 그래서 그러한 데이터를 살펴보기로 한다.

주의사항을 두세 가지 일러둔다.

방치데이터는 아무리 많이 모아도 새로 장기전이가 발생했는지 여부를 확인하는 것은 어렵다. 만약 관찰기간 중에 전이가 출현한 경우에도 관찰개시 후에 발생한 것이 아니라 관찰개시 전부터 존재했던 아주 작은 전이가 증대했을 가능성이 있기 때문이다.

따라서 방치데이터는, 전이가 출현했을 때 의미가 있는 것이 아니라 전이가 출현하지 않았을 때 의미가 나타난다. 이 정도의 기간 동안 관찰했는데도 전이가 발생하지 않았기 때문에 '가짜암'이라고 생각해도 좋지 않겠는가 하는 것처럼 말이다.

한편 관찰기간 중에 원발병소가 증대하지 않든가 조금밖에 증대하지 않는 경우에는 그 후에도 그렇게 증대하지 않을 것이라는 추정이 가능하다. 그렇다고 한다면 전이는 증대(세포분열)를 전제로 하기 때문에 원발병소가 증대하지 않는다면 전이도 발생하지 않을 것이라는 추정이 가능한 것이다.

암은 진단되면 치료되는 것이 보통이므로 방치되는 것은 예외적이다. 그렇다고 해서 보고된 데이터가 전혀 없는 것이 아니므로 몇 가지 소개하기로 한다.

저자의 외래에는 고형암의 방치를 희망하는 환자가 상당수 찾아온다. 실제로 방치를 결심한 환자도 150명 이상이 있지만 전원이 진찰을 계속 받는 것이 아니라 초진 시에 "뭔가 증상이 나타날 때까지 더 이상 오지 않겠다"고 선언하고 돌아가는 환자도 있다.

전원을 추적조사하는 것도 생각해봤는데 가족에게 (암이라는 것을) 숨기는 환자도 적지 않아서 편지나 전화를 할 수도 없다. 그렇다고 한다면 파악한 환자에 대해서만 "몇 명 중에 몇 명에게서 이러한 것이 발생했다"고 제시하는 것은 부정확하다.

그래서 저자의 외래환자에 관해서는 "이러한 사례가 많았다"라든가 "여러 명 진찰했는데 그 가운데는 한 사람도 없다"와 같이 추상화해서 제시하도록 한다.

위암 ① : 대부분이 조기암인 채로 머문다!

조기암에 관해서는 일본에서 15명의 조기위암을 방치한 결과가 보고되어 있다(*Pathology Research and Practice*, 1978; 163: 299. 이하 '논문 ①'이라고 한다). 어느 병리의가 전국의 병원에 앙케트조사를 했는데 15명분만 회답이 있는 것에서 볼 때, 발견하면 절제한다는 (일본에서의) 방침이 철저하다는 것을 알 수 있다.

이 15명은 아마 당초에는 암으로 진단되지 않았을 것이라고 생각된다(놓친 사례). 암으로 진단된 시점에서 위가 절제되었을 것이다.

결과는 암세포 수가 두 배로 되는 시간(암세포 배증시간(倍增時間))으로 나타났으며 15명의 암세포 배증시간은 555일부터 3,076일이라는 긴 시간이었다.

가령 암의 크기가 직경 1센티미터로 (생명이 위험한) 직경 10센티미터로 되기까지의 기간을 계산하면 15년에서 80년에 이른다.

도쿄도암검진센터에서는 16명의 조기위암 경과를 우연히 관찰한 (놓쳤던) 결과가 보고되었다.

이 보고서에 따르면 진행암으로 옮겨진 사람은 한 명뿐이고 다른 15명은 1년 9개월부터 최대 11년 8개월간 조기암인 채로 머물고 있었다는 것이 확인되고 있다. 게다가 진행암으로 이행한 사례에서도 장기 전이 출현 유무는 명확하지 않다(《일본소화기집단검진학회잡지》, 1993; 31: 74. 이하 '논문 ②').

오스트리아에서는 조기위암 환자 6명에 대한 보고가 있는데 관찰기간은 11개월에서 36개월로 짧지만 어느 위암도 증대하지 않았다(*Lancet*, 1988; 2〈8611〉: 631). 조기위암으로 진단한 모든 환자를 수술하지 않고 상태를 관찰하고 있기 때문에 오스트리아의 의사들은 조기위암은 곧 수술이 필요하다고 생각하고 있지 않다는 것을 알 수 있다.

한편, 방치하면 반드시 예후가 좋지 않다는 견해의 보고가 일본에서 있었다. 조기위암 환자 56명을 6~137개월 추적해보았더니 20명이 조기위암으로 머물고 36명이 진행암이 되었다고 한다(*Gut*, 2000; 47: 618. 이하 '논문 ③'). 논문 ③은, 조기위암은 (하나의 사례를 제외하고) 진행되지 않았다고 전술한 논문 ①, ② 및 오스트리아의 보고와는 모순되는 것처럼 보인다. 그렇지만 정합적인 해석도 가능하다. 전제사항부터 설명해보자.

위를 둥글게 자른 단면을 보면 위벽은 바움쿠헨(*Baumkuchen*, 나뭇결 모양의 케이크)처럼 중층구조로 되어 있으며 내측부터 점막, 점막하층, 근층筋層, 복막의 순으로 나열되어 있다. 그리고 암의 진전이 앞의 두 가지 층에 머무는 경우가 조기암(점막내암, 점막하암)이고 근층에 침윤(침입)하면 진행암으로 분류된다. 그런데 내시경검사는 위의 내측에서 암의 표면을 보는 것뿐이어서 심부에서 어느 층까지 암이 진행되었는지 정확히 진단하는 것은 곤란하다.

그래서 논문 ①, ②를 보면 최종적으로는 수술해서 조기암에 머물고 있다는 것을 확인하고 있다고 생각되기 때문에 최종시점에서 진행암이 아니었다는 것은 사실이라고 생각해도 좋을 것이다.

이들은 방치대상이 놓친 사례였기 때문에 당초는 (점막내암처럼) 발견하기 어렵고 성질이 온순한 조기위암이었다고 생각된다.

이에 대해 진행암으로 이행한 것이 많았다고 하는 논문 ③은 관찰을 시작한 시점에서 조기위암이었다는 것을 밝힐 수 있는 증명체가 없다. 예를 들면 경과관찰중에 (방침을 변경해서) 수술을 했더니 진행암이었다는 경우나 진행암 때문에 사망한 경우에는 최초 발견한 시점에서 조기위암이었다는 증거가 없다는 것이다. 일반적으로 내시경으로 점막하층에 머문 조기위암으로 진단하더라도 수술해보면 근층 심부에 침윤한 진행암으로 진단이 변경되는 경우가 상당한 빈도로 나타나는 것이 현실이다.

이상을 요약하면, 논문 ①, ②는 비교적 진행도가 낮은 조기위암이 많았고, 논문 ③은 비교적 성질이 나쁜 조기위암(혹은 진행암)이 많았다고 생각하면 이해가 될 것이다.

또한 논문 ③에는, "38명에서는 위절제술을 했다는 증거가 없다"는 (통상 이와 같은 연구는 환자들의 경과를 제대로 파악하고 있어야 하는데 수술 유무조차 파악하고 있지 못하다는 것을 시사한다) 기이한 표현이 보여 연구방법에도 문제가 있는 것 같다.

또한 논문 ③의 대상 환자에는 다른 질병 등의 원인으로 수술이 불가능한 환자가 다수 포함되어 있었던 것 같아서 위암 이외의 원인으로 사망했을 가능성도 높은 것 같다.

위암 ② : 진행암이라도 곧바로 죽지는 않는다!

그 밖에도 위암을 방치한 데이터가 있다. 수술을 견뎌낼 체력이 없다는 등의 이유로 수술하지 않았던 (할 수 없었던) 환자의 전국 앙케트조사 결과를 정리한 것이 〈그림 7〉이다. 조기암과 진행암이 혼재해 있지만, 독자가 생각하고 있던 것보다 수명이 길다고 느낄 것이다. 또한 면역요법이나 항암제를 투여한 그룹의 생존기간이 짧은 것도 주목을 끄는 것이다.

〈그림 7〉 위암수술을 하지 않은 환자의 생존율

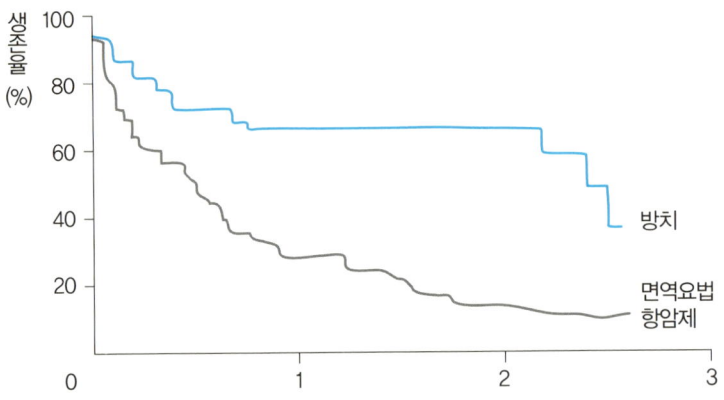

자료: *Gastroenterological Endoscopy*, 1989; 31: 1355.

저자는 지금까지 위절제술을 받지 않은 환자 20명 이상의 경과를 지켜보았다. 조기위암의 경우도 진행위암의 경우도 있었고, 말하자면 당연하지만 진행위암은 서서히 커져갔다.

그러나 진행의 스피드는 비교적 느렸다. 당초, 보행이 가능하고 식사도 평소처럼 하며, 분명히 장기전이가 없는 사람은 그 후 반년이나 1년 안에 죽지는 않으며, 상당히 오랫동안 생존할 수 있다.

또한 생활의 질(QOL, *Quality of Life*)도 양호하다. 수술이나 항암제 치료를 하면 환자의 체력이 떨어져 곧바로 사망하는 사람이 발생하는 것과는 크게 다르다. 가운데는 최초부터 복막전이가 있었다고 생각되는데도 10년이나 생존한 사람도 있다.

검사상 분명히 조기암이고 게다가 점막내암의 단계에 머무는 (것처럼 보이는) 경우에는 그 후의 경과는 다양하다. 암이 천천히 커지는 경우, 당초의 크기대로 멈춘 경우, 사라져 버린 경우로 나뉜다.

이에 대해, 위암이 점막하층까지 달하고 있(다고 생각되는)는 경우에는, 암이 사라지지는 않는 것 같다. 당초의 크기에서 멈추든가, 서서히 증대해 간다. 그리고 진행암으로 생각되는 단계에 들어간 사람도 있다. 이 경우에는 당초부터 진행암이었을 (암세포가 근층 심부에 달해 있었을) 가능성이 있다.

위암을 방치하고 있던 환자 중에는 여러 명이 사망했다. 사인은 위암 원발병소의 증대가 아니라 다른 장기로의 전이나 복막전이에 의한 것이다. 원발병소의 증대 스피드와 전이병소의 증대 스피드를 비교하면 어느 환자도 위암이 발견된 시점에서 이미 장기전이나 복막전이가 존재했었다고 생각된다.

대장암 : '폴립이 암이 된다'는 것은 정말인가?

대장에는 폴립이라는 양성의 융기성 병변이 높은 빈도로 나타난다. 이 폴립이 암으로 발전하여 조기암(점막내암)이 되고 더욱이 전통적인 생각은 주위 조직으로 침윤(침입)하여 결국 진행암으로 된다는 것이었다.

구미에서는 신념의 영역에 도달했다고도 할 수 있다. 그것이 내시경검사로 폴립을 발견하면 하나하나 절제해온 이유이다.

그러나 그렇다고 한다면 설명하기 어려운 몇 가지 사실이 있다. 예를 들면, 폴립을 전부 절제하더라도 진행암이 발생하는 경우가 있어, 이것을 어떻게 이해해야 하는지 곤란하다. 또한 폴립이 진행암으로 이행하는 중간단계라고 생각되는 병변은 좀처럼 발견되지 않는다.

그래서 폴립이 암이 된다는 것에 반대하는 연구자들로부터는 암은 밤에 발생하기 때문에 (통상 주간에 실시되는 내시경검사에서는) 이행단계를 발견하지 못하는가 하고 조롱당하고 있다.

그러나 폴립이 암으로 발전한다는 것에는 구미를 중심으로 뿌리 깊은 지지가 있다.

그런데 일본의 연구자가 얼핏 정상으로 보이는 평탄한 대장점막에 역시 평탄해서 정상점막과 구별하기 어려운 조기암이 발생하여 그것이 갑자기 솟아올라 진행암이 된다고 보고했고, 상황은 일변했다(*International Journal of Clinical Oncology*, 2006; 11: 1).

현재 일본에서는 진행대장암의 상당부분(이라기보다 대부분이)이 이

과정을 거친다고 생각하는 설이 유력하고 저자도 이에 찬성한다.

폴립 가운데 발견된 점막내암이, 방치하면 '진짜암'으로 발전한다는 설은 전화(轉化)는 밤에만 발생한다는 등 불합리한 현상을 가정하지 않으면 유지될 수 없어 폴립 내 암은 '가짜암'이라고 생각된다.

다만 평탄한 병변은 노련한 내시경의가 주의해서 검사하지 않으면 발견할 수 없으며 발견한다면 즉각 절제되므로 놓치는 사례는 생기지 않는다. 그래서 평탄한 병변을 방치하면 어떻게 되는지를 이 책에서 소개하는 것은 곤란하다.

그러나 평탄한 병변(조기대장암)은, 발견·절제한 후에도 장기전이가 자주 발생하므로 진짜암이 다수 섞여 있는 것은 확실하다. 평탄한 병변은 진행암으로 발견되는 대장암의 전신이라고 생각해도 틀림없다.

이와 같이, 암 발생의 구조를 이해·확인하는 데에 평탄형 암의 발견에는 큰 의의가 있다. 그러나 평탄형 암도 진짜암과 가짜암으로 나뉘는 것은 일반원칙이므로 평탄형 암의 발견 노력이 구명으로 이어지는 것은 결코 아니다.

그런데 지금까지 대장폴립이 암이 된다는 설은, 어느 부위의 고형암이라 하더라도 조기암을 방치하면 전이능력을 획득해서 진행암으로 된다는 '조기발견이론' 내지 '암 일원론'의 이론적 지주가 되었다. 폴립이 암이 된다는 설이 무너진 지금, 가짜암이 방치되면 전이능력을 획득한다는 조기발견이론은 이것에 비추어보더라도 유지될 수 없는 것이다.

유방암 ① : 유방암만으로는 죽지 않는다!

　유방암을 방치한 경우의 증대 스피드에 대해서는 전국의 병원에 앙케트조사를 한 결과가 보고되어 있다.
　증대 스피드는, 암세포 배증시간으로 나타내고 있다. 다만 암세포 수가 배로 되는 시간보다도 암 덩어리의 직경이 배로 되는 시간이 좀 더 이해하기 쉬우리라 생각되므로 '직경배증시간'으로 변환해서 제시한다(암세포 배증시간을 세 배 늘리면 직경배증시간이 된다).
　보고에서는 232명의 데이터가 제시되어 있으며 직경배증시간이 3개월 이내인 것이 35명, 3개월~1년이 90명, 1~4년이 69명, 4~32년이 20명, 시간무한대가 18명이었다(《일본암치료학회지》, 1981; 16: 591). 무한대라는 것은 암 덩어리가 조금도 커지지 않는 것을 의미한다. 이들 환자는 의사가 유방암이라고 알아채지 못하고 방치되었던 것이다.
　앙케트조사가 있었던 1981년 이전은 유방암 환자의 전원에게 유방전절제술이 실시되었기 때문에 이들 232명도 유방암이라는 진단이 내려진 시점에서 유방전절제가 이루어졌다고 생각된다.
　그러나 유방암이라는 병리진단이 내려졌는데도 불구하고 더 이상 치료하지 않고 상태를 지켜보겠다고 희망하는 사람이 생각보다 많아서 저자는 그러한 환자를 70명 이상이나 진료했다. 암세포가 유관 내에 머무는 제로기 암에서 장기전이가 있는 4기의 암까지 진행도는 가지각색이다. 그 결과, 여러 가지를 확인할 수 있었는데 직경배증시간이 3개월 이내의 환자는 (전술한 논문처럼 15퍼센트도 미치지 못하고) 한 사람뿐이었다.

이에 대해 배증시간이 무한대인 환자는 몇 명이나 있었다. 장기전이가 분명한데도 원발병소는 그 이상 커지지 않는 환자도 있었다. 이 경우는 통증이 있었기 때문에 골전이에 대한 방사선 치료는 받았지만 원발병소에 대한 치료는 원하지 않아 그 후를 관찰할 수 있었던 것이다.

암 병소가 증대하는지 여부는 초진시의 암 덩어리의 크기에 어느 정도 관련되는 것 같다. 직경 2센티미터 정도의 암 덩어리라면 증대하지 않든가 천천히 증대하는 인상이지만 초진시에 5센티미터에서 6센티미터 정도로 크다면 그 후 일정하게 증대를 지속하는 경향이 있는 것 같다. 후자의 경우 유방 전체를 차지하여 피부에 얼굴을 내밀거나 미세한 출혈이나 세균감염이 발생하는 경우도 있다(바꾸어 말하면 그렇지 않은 경우도 있다).

특히 주목할 것은 증대하지 않는 것이 아니라 암 덩어리가 축소하는 경우가 있다는 것이다. 그런 사람도 몇 명이나 있었고 개중에는 소실하는 경우도 여러 명 경험했다. 유방암은 통상 유관 내의 세포에서 발생하는데 암세포가 유관 바깥에 침입한 '침윤암'에서도 축소·소실하는 사람도 있다(다만 드물다).

이에 대해 암세포가 유관 내에 머무는 '유관내암乳管內癌'(비침윤암이라고도 한다)에서는 축소·소실의 빈도는 침윤암보다 높다는 인상이다. 멍울이 만져지지 않고, 맘모그래피나 초음파검사에서 발견된 유관내암은 증대하는 경우를 경험하지 못했다. 맘모그래피로 발견된 미소석탄화상微小石炭化像(혈액 중의 칼슘이 세포 사이에 침착하는 현상을 말하며, 자각증상은 없다)을 수반하는 유관내암에서 20년간 변화가 없는 사람도 있다. 이에 대해 유관내암이라도 멍울이 만져지는 경우는 증대하는 사례가 많은 것 같다.

세간에 그다지 알려지지 않은 현상도 관찰했다. 암 덩어리 자체는 증대하지 않지만, 유방이 서서히 작아지는 경우가 있다(여러 명 경험). 이것은 아마 암 덩어리 쪽으로 주위의 정상조직이 빨려 들어가 뭔가의 메커니즘에 의해 정상조직의 세포가 조용히 죽음을 맞이하고 있다고 생각된다.

세포가 맞이하는 자연사는 제1장에서 소개한 신경아세포종의 자연퇴축이 유명하지만 암 특유의 현상은 아니다. 올챙이가 성장해서 개구리로 되기 전에 꼬리가 자연히 소실하는 현상이나 사람 태아의 발생도상에서 손가락이 붙어 있는 상태에서 손가락 사이에 해당하는 부분의 세포가 자연히 탈락해서 손가락이 형성되는 현상 등 다양한 장면에서 볼 수 있다. 이것은 '아포토시스'[apoptosis, 세포가 유전자에 의해 제어되어 죽는 방식의 한 형태로, 세포의 괴사나 병적인 죽음인 네크로시스(necrosis)와는 구별된다]라고 불리며, 자연사를 맞이하기 위한 프로그램이 세포 내에 갖춰져 있다고 생각된다.

전술한 유방암에서 정상세포의 죽음은 암세포가 분비하는 뭔가의 물질이 프로그램 실행 개시의 신호일 가능성도 생각할 수 있다.

여기서, 왜 사람이 암으로 사망하는지 그 원인을 검토해보기로 한다. 예를 들면 유방암에서는 원발병소가 커지면 환자의 생명에 위험이 발생하는가?

이 점에 대해서는 원발병소가 커졌을 때 암에서 뭔가 나쁜 물질이 나와서 그 영향으로 체력이 저하되고, 결국엔 고목처럼 야위어 사망에 이르게 된다는 설이 유력했다. 이 설 대로라면 암 덩어리가 커지면 숙주는 사망하게 된다.

그러나 이 설은 잘못됐다. 왜냐하면 저자는 초진시 15~20센티미터나 되는 큰 암 덩어리를 가진 환자를 여러 명 진료했는데 전신 상태는 비교적 양호했으며 생명이 위험한 모습은 없었기 때문이다. 최종적으로는 전원이 사망하였지만 사인은 모두 그 후에 중대한 장기전이였다.

그러면 왜 사람은 장기전이 때문에 사망하는가?

전이가 장기의 정상적인 운동 기능을 방해하기 때문이다. 그리고 전이병소가 장기의 기능을 방해하기 위해서는 일정 정도의 크기가 필요하며 그 크기는 장기에 따라 다르다. 예를 들면 간은 기능적 여력이 커서 전이병소가 10센티미터, 15센티미터 정도로 커져 정상 간체적의 80~90퍼센트를 차지하지 않으면 간부전이 발생하지 않는다.

이에 대해 뇌전이는 훨씬 작아도 생명이 위험에 처한다.

전이는 아니지만 직경 1센티미터의 담관암도 담도를 막으면 황달이 되어 (황달을 치료하지 않는 한) 사망한다.

유방암 ② : 암이 사람의 생명을 빼앗는 이유

여기서 어느 장기의 암에도 응용가능한 암에 의한 사망원인을 정리해보기로 한다.

먼저 암 원발병소(초발병소)를 방치한 경우인데, 병소가 점점 증대한다면 유방암과 피부암을 제외하고 원발병소가 발생한 장기 또는 그 부근에 있는 장기의 기능부전이 원인으로 사망한다.

예를 들어 폐암이 폐의 입구 부근에 있다면 공기의 출입이 곤란해져 호흡부전으로, 간암이라면 간의 대부분이 점거되었을 때 간기능부전으로 사망한다. 식도암이나 위암으로 음식물이 통하지 않게 되면 음식물 섭취를 충분히 해야 하는 기능이 이루어지지 않아 영양실조로 사망한다.

방광암이나 전립선암은 요로를 막아서 배뇨를 곤란하게 하기 때문에 신부전으로 사망하게 된다. 자궁경부암도 주변으로 침윤(침입)해서 2개의 요관을 막으면 역시 신부전으로 사망한다.

다만 현대에는 암이 점점 증대하는데 치료하지 않는 경우는 매우 드물고 어떤 형태로든 치료가 이루어지므로 사망에는 여러 가지 수식이 붙는다. 바꾸어 말하면 원발병소의 치료가 성공해서 재발이 나타나지 않는 경우에 암으로 사망한다면 장기전이가 원인이다. 이 경우 전이된 장기의 기능부전이 원인으로 사망한다. 폐에 전이한다면 호흡부전으로, 간에 전이한다면 간기능부전으로 사망하는 것이다.

다만 골전이는 예외로 전이암에 의해 뼈가 광범위하게 파괴되어도 그것이 원인으로 사망하는 경우는 거의 없다. 단지 전신골수의 대부분이 암세포로 바뀐 경우에는 조혈장애를 원인으로 사망할 수는 있지만 매우 드물다(조혈장애사의 압도적 다수는 항암제가 원인).

또한 암 말기에는 영양공급이나 항암제 치료의 목적으로 점적點滴이 지속적으로 실시되는 경우가 많아서 이 경우 점적용의 튜브에 세균이 붙어서 번식하여 패혈증이나 폐렴으로 사망하는 사람이 많이 있다.

정확성을 기하기 위해 좀더 설명하면 원발병소를 방치한 경우에 전원이 원발병소의 증대를 원인으로 사망하는 것이 아니라 장기전이를 원인으로 사망하는 사람도 있다. 예를 들어 위암을 방치하면 위 내부는 넓어서 원발병소가 상당히 커져도 폐색증상이 나타나지 않는 경우도 많다. 이 경우 한편으로 폐전이가 자라는 경우 등이 생기면 호흡부전으로 사망하게 되는 것이다.

이상을 요약하면 암으로 사망하는 것은 암에서 특수한 물질이 나와서가 아니라 암이 침투한 장기가 중요한 기능을 하는 경우에 그 기능을 방해할 정도의 크기로 자라기 때문이다. 유방은 그 주변에 중요한 장기가 없기 때문에 유방암이 아무리 커져도 숙주는 죽지 않는다.

세간에서는 암세포가 특수한 세포이며 정상세포에 없는 물질을 만들어내는 능력이 있다고 받아들이고 있는 것 같다. 그러나 그것은 오해이다. 그래서 정상세포와 암세포의 공통점과 차이점을 살펴보기로 한다.

먼저, 신체를 구성하는 장기·조직의 모든 세포는 그 뿌리를 찾아가면 한 개의 수정란에 이른다는 사실이 중요하다. 세포에는 2만 개가 넘는 다수의 유전자가 있는데 이러한 발생과정을 반영해서 각 장기·조직 세포의 유전자 세트는 수정란의 유전자 세트와 동일하다. 그리고 개개의 유전자는 그것에 대응한 물질(단백질)을 만드는 설계도의 역할을 하고 있다. 이 단백질이 세포의 구조·기능에 결정적인 역할을 한다.

그리고 장기·조직마다 어느 유전자를 움직이게 하고 어느 유전자를 쉬게 할 것인가 하는 프로그램이 미리 정해져 있다. 프로그램 내용이 다르면 그 세포에서 만들어지는 단백질이 달라지는데 장기·조직마다 프로그램 내용이 다르므로 세포의 모양이나 역할이 다르게 된다.

암세포가 보유하는 유전자 세트도 정상세포의 유전자 세트와 같다. 따라서 정상세포가 만들지 못하는 단백질은 암세포도 만들 수 없다. 반대로 암세포에 갖춰진 (단백질의 작용 결과로서) 기능은 해당 장기·조직의 정상세포에서도 볼 수 있다(또한 암세포에는 변이유전자, 즉 DNA 배열이 정상과는 다른 유전자가 종종 보여, 그것이 암의 특징으로 강조되는 경향이 있다. 그러나 변이유전자는 정상세포에도 존재하므로 암의 본질적 요소는 아니다).

이러한 것을 지적하는 것은 세간에 암세포는 정상세포와 다르다는 관념이 강하며 그 때문인지 각종 효과 없는 치료나 위험한 치료에 매달리는 환자나 가족이 끊이지 않기 때문이다. 암세포는 특수한 것이 아니라 정상세포와 구조·기능이 공통된다는 시점視點을 갖는 것이 필요하다.

정상세포와 암세포는 다른 점도 있다. 세포가 분열하는 경우에 질서가 유지되고 있는지 여부이다. 정상세포는 자신이 속하는 장기·조직의 조화를 무너뜨리지 않도록 규칙적으로 분열하고 아포토시스 (apoptosis 세포細胞가 유전자에 의해 제어되어 죽는 방식의 한 형태로 세포의 괴사나 병적인 죽음인 네크로시스와는 구별된다)에 따라 죽는다. 그래서 세포분열이 왕성한 소화관이 세포가 넘쳐서 거대해지는 경우도 없고 반대로 축소하는 경우도 없다.

이에 대해 암세포는 각 세포가 제멋대로 분열하고 무질서하며 아포토시스도 그다지 활발하지 않아서 분열한 세포가 죽지 않고 축적된다. 그래서 세포분열은 소화관 (정상) 세포만큼 활발하지 않는데도 암병소는 증대한다.

마지막으로 유관내암(비침윤암)에 대해서 한마디 하겠다. 암은 유관세포에서 발생하므로 모든 침윤암이 한 번은 유관 내에 있었다는 것은 분명하다. 그러나 암세포가 침윤하는 능력을 갖고 있다면 암세포 발생 직후부터 그 능력은 발휘되어 유관 바깥에 침윤할 것이다. 암세포가 어느 정도의 정해진 수가 된 다음에 침윤한다고 생각할 필요는 없다.

또한 유방암검진 임상시험결과를 보더라도 유관 내에 머물고 있는 암이 발견가능한 크기가 되도록 방치하더라도 침윤암이 된다는 근거는 나타나지 않았다. 저자의 환자중에도 유관내암이 축소·소실한 사람이 여러 명 있어서 축소하는 암이라는 것은 개념모순이다.

그렇기 때문에 유관내암은 암이라는 개념에서 제외시켜야 한다고 생각한다.

또한 예를 들면, 병변의 99퍼센트가 유관내암이고, 1퍼센트가 침윤암이라고 병리진단이 내려진 경우, 침윤하고 있는지 여부의 판단은 불확실한 경우도 있어서 유관내암이라고 생각하면 충분하다는 것이 저자의 의견이다.

그러면 유관내암의 본질은 무엇인가? 아마 여성호르몬에 대한 반응이 어느 특정 개인에게 강하게 나온 것으로써 유선증乳腺症의 일종이다. 개념변경의 제안은 저자뿐만 아니라, 세계에서 선구적으로 유방온존요법을 시작한 이탈리아의 외과의도 '비침윤암'이라는 용어를 없애고 양성병변을 의미하는 용어로 변경할 것을 제안하였다 (Lancet, 2005; 365: 1727).

그러나 이 제안이 실현될 가능성은 희박하다. 왜냐하면 제안을 받아들이면 암검진체제의 뿌리가 흔들려 방사선진단의를 포함하여 맘모그래피 업계가 곤란하다. 또한 조직진단을 위한 생검이나 치료하기 위해 수술하는 외과의도 물론이고 유방전절제술 후에 유방재건수술을 하는 성형외과의도 곤란하다. 이와 같이 유관 내 '암'을 양성으로 해버리면 병리진단체계의 일관성이 무너지는 등 곤란한 일의 연쇄가 발생하므로 많은 전문가들이 반대하기 때문이다.

그래서 양성인데도 유방을 전부 절제당하는 위험을 피하기 위해서는 자발적으로 맘모그래피 검진을 멀리하는 수밖에 없다.

폐암 : 증대 스피드가 느리면 '가짜암'

CT에 의한 폐암검진 임상시험에서 방치된 18명의 보고가 있다. 당초의 CT에서는 폐암으로 의심하지 않아 방치하여 후에 증대하여 폐암으로 판명된 사례이다.

최종진단시 암 덩어리의 직경은 5.5~16.0밀리미터로, 당초의 크기는 이것보다 훨씬 작아서 놓치는 것도 당연하다고 생각된다. 그렇지만 폐암의 직경배증시간이 계산되어 평균 6.3년으로 나타났다.

다만 증대 스피드가 빠른 것이 두 사례가 있고 둘 다 암으로 사망했다(*Chest*, 2009; 136: 1586). 이들은 당초부터 장기전이가 존재했었지만 CT에서는 알지 못했던 진짜암이었다고 생각된다.

검진과 관련해서 '중간암'이라는 개념이 있다. 정기적으로 검진을 받고 있었는데도 다음의 검진을 받기 전에 암이 발병하는 경우를 말한다. 검진과 검진의 사이에 발병한다는 의미에서 '중간암'인 것이다. 중간암에는 성질이 나쁜 것이 많아서 종종 사망한다.

중간암이 발생하는 이유를 전술한 사례를 이용해서 설명하기로 한다.

전술한 보고에서 사망한 두 사람 가운데 증대 스피드가 빠른 쪽을 보면 직경배증시간은 1년 미만이다. 만약 이 사람이 CT가 아니라 뢴트겐촬영을 1년마다 받고 있어서 최종검진시에는 암의 직경이 5밀리미터였다고 가정해보자. 그러나 검진에 이용하는 뢴트겐촬영에서는 5밀리미터의 폐암을 검출할 수 있는가는 미묘한 부분이 있다.

만약 뢴트겐 사진에 나타나지 않았다면 직경배증시간이 1년 미만이기 때문에 1년 후의 검진에서는 직경이 1센티미터 이상이 되며, 그 크기가 아니라도 7밀리미터, 8밀리미터로 된다면 뢴트겐으로도 나타날 가능성이 있다.

그래서 예를 들면, 검진하고 얼마 안 있어 기침이 오랫동안 계속되는 등의 증상이 있어서 의료기관에서 진료를 받으며 뢴트겐촬영을 했을 때 중간암이 발견된다는 것이다.

이와 같이 중간암은 암의 성질상 어떻게든 발생하는 것이다. 그러나 검진을 열심히 받고 있던 환자나 가족 입장에서 보면 검진기관이 뭔가 실수를 했다고 생각하는 것이 당연하다. 또한 중간암이 있다는 것을 알면 검진에 대한 열의도 약간 식는다. 그래서 검진관계자는 중간암의 존재를 공중에게 설파하는 일은 없으며 어느 정도 터부시되고 있다. 독자가 중간암에 대해 알지 못했다면 이와 같은 이유가 있었기 때문이다.

어쨌든 전술한 보고를 해석하면 검진으로 발견되는 폐암에는 증대 스피드가 빠른 것과 느린 것이 있다. 그리고 증대 스피드가 빠른 것은 장기전이하고 있을 가능성이 높다는 것이다.

저자도 CT 발견 폐암을 방치하는 환자를 여러 명 진료했다. 암의 크기는 1~2센티미터로 각양각색이지만 수년의 경과관찰에서는 크기의 변화가 나타나지 않았다.

전립선암 : PSA검사는 무의미

전립선암을 무치료로 경과 관찰하는 그룹과 전립선을 전절제하는 그룹으로 나눈 무작위비교시험(임상시험)이 있다. 북구에서 실시된 전립선에 국한된 암을 가진 695명을 대상으로 한 임상시험으로 12년 후의 성적이 공표되었다.

이것에 따르면 ① 장기전이 출현율 ② 전립선암에 의한 사망률 ③ 총사망률과의 의미 있는 차이는 없으며 ④ 전립선암이 주위로 침윤·재발하는 비율은 방치그룹이 분명히 높다는 결과였다(Journal of the National Cancer Institute, 2008; 100: 1144).

이 시험의 대상이 된 환자의 과반수는 증상이 있어서 발견되었으며 그렇다면 증상을 없애기 위한 치료(예를 들면 방사선 치료)가 필요하였다고 생각되므로 방치그룹을 설정하는 것이 적절했는지는 의문이 있다(또한 PSA검사를 계기로 발견된 전립선암 환자는 소변이 잘 나오지 않는 등 가벼운 증상을 갖고 있다. 증상은 병존하는 양성의 전립선비대증에 의해 일어나고 있을 가능성이 높기 때문에 여기서 말하는 증상이 나타나는 전립선암으로 생각할 필요는 없다).

또한 결과의 계산방법에도 문제가 있는 것 같다. 즉 PSA검사에서 발견된 사람은 5퍼센트밖에 없어서 현재 일본에서 급증해서 문제가 되는 PSA발견암을 치료해야 하는지 여부를 판단하기 위한 직접적인 자료로 이용하기도 곤란하다.

그렇다고는 하지만 이 보고가 제시하는 전술한 ①~③은 매우 중요하다.

임상시험이 아닌 방치결과의 보고는 상당수가 존재한다. 그러나 이 책에서 문제로 하는 무증상인데 PSA검사로 발견된 전립선암만을 방치한 연구는 매우 적다. 그 하나를 살펴보면 예후가 양호한 타입이라는 (암의 등급인 글리슨 스코어가 6 이하로 낮고 PSA수치가 10 미만의) 환자 299명을 방치하고 PSA수치의 상승 스피드가 빠른 경우에 의사가 치료를 권하고 있다.

그 결과 8년 후에 65퍼센트가 경과관찰 그대로이며 299명 전체의 전립선암 사망률은 0.9퍼센트이고, 총사망률은 (고령자가 많기 때문에) 15퍼센트이다. 전립선암으로 사망한 것은 불과 2명으로 둘 다 경과관찰 후 6개월 이내에 치료가 필요하게 되었고 치료 후 1년 이내에 장기전이가 출현했다고 한다. 둘 다 처음부터 진짜암이었던 것이다(*Urologic Oncology*, 2006; 24: 46).

그러면 전술한 예후가 양호한 타입에 들지 않는 사람들을 방치한다면 어떻게 되는가? 아니면 당초 예후가 양호한 타입이었지만 경과관찰 중에 PSA수치가 상승해서 10을 넘고 게다가 상승을 지속한다면 어떻게 되는가?

저자는 환자의 희망에 따라, 약 20명의 PSA발견암을 치료하지 않고 상태를 관찰했다. 전술한 보고와 다른 것은 환자의 불안이 심각하다거나 하는 등의 특수사정이 없는 한 저자가 치료를 권하지 않는 점이다. 이러한 방침이라면 PSA수치가 10을 넘어 상승하더라도 상태를 계속 관찰하게 된다.

결과적으로 밝혀진 것은 PSA수치가 20~30으로 상승하더라도 다음에 어떻게 될 것인지는 알 수 없으며 게다가 계속 상승하는 사람도 있고 30~40 부근에서 정체하는 사람도 있다는 것이다. 더욱이 PSA수치가 지속적으로 상승하는 경우도 현재까지 장기전이는 출현하지 않았다.

다만 본인이 너무 불안하다는 등으로 방사선 치료나 호르몬요법을 개시한 사람이 여러 명 있다. 전술한 299명을 방치한 보고에서도 12퍼센트의 환자가 치료를 원했다고 한다.

PSA검사에서 전립선암이 발견되고 화상검사에서 골전이가 발견된 사람이 있었다. 이 병원에서는 즉각 입원해서 호르몬치료와 항암제 치료를 권유받았는데 그것이 싫어서 병원을 옮겼다. 이분은 PSA수치가 136으로 높았지만 뼈의 통증도 없고 증상도 없었기 때문에, 나중에 증상이 나타나면 치료하는 것을 전제로 해서 상태를 지켜보기로 했다.

그러자 PSA수치가 4천이 되어도 아직 증상이 나타나지 않았다. 9천이 되어서 전신권태감이나 뼈의 통증 등의 증상이 나타나서 1만 8천까지 가서 치료를 개시했다. 결국 전립선암으로 사망하였지만 전립선암 발견부터 6년 반 생존하여 골전이가 있는 사람의 생존기간으로서는 이례적인 부류에 속할 것이다.

이상을 요약하면, 무증상인 사람에게 PSA검사를 실시하는 의미는 없으며 PSA발견암을 치료하는 의미도 없다.

실제로 PSA발견암을 방치한다는 결론에 찬성하는 의사는 상당히 많이 있다. 전 세계의 의사를 대상으로 한 앙케트조사에서는 PSA

검사로 발견된 63세의 전립선암 환자를 방치한다는 결론에 29퍼센트가 찬성하고 있다(*New England Journal of Medicine*, 2009; 360: Jan 15 e4).

자궁경부암 : 대부분이 단순한 만성감염증

미국에서 자궁경부의 제로기암 (상피내암) 67명을 경과관찰한 보고가 있다. 그 결과 암세포가 상피 바깥으로 침윤(침입)한 것이 4명이었다. 제로기가 1기로 된 것이다. 다른 5명은 침윤했을 가능성은 있지만 판정이 어려워 침윤했다고는 단정되지 않았다. 나머지 58명 중 상피내암인 채로 머문 것이 41명이다. 17명은 암이 자연히 소실되었다(*Cancer*, 1963; 16: 1160).

또한 그밖에 뉴질랜드에서 다수의 상피내암의 경과를 조사했다는 보고가 있다(*Obstetrics and Gynecology*, 1984; 64: 451). 그러나 이 보고는 자궁적출이나 경부의 원추절제술(아이스크림 콘 모양으로 도려내는 방법)을 실시하여서 이 책에서 문제로 하는 무치료로 방치한 경우는 아니다.

저자가 경과를 관찰한 자궁경부암 환자는 제로기에서 1B기까지 10여 명을 넘는다. 밝혀진 것이 몇 가지 있는데 제로기라고 생각되는 몇 명은 전술한 보고와 마찬가지로 불변이었든가 소실되었다('제로기라고 생각되는'이라는 표현이 모호하지만 진짜 제로기인지는 수술하지 않고는 결정되지 않는다).

제로기인지 1A기인지 불분명한 사람도 불변이었든가 소실되었다. 문제는 1B기인데 자궁경부의 병변이 평탄하지 않고 융기해 있는 경우에는 원발병소가 증대하거나 혹은 장기전이가 출현하였다. 다만 계산해보면 전이 성립시기는 원발병소가 발견되기 훨씬 이전이다. 병변이 평탄해서 1A기인지 1B기인지 불분명한 경우에는 증대하는 경우, 그대로 불변인 경우, 소실하는 경우로 나뉜다.

여기서 상피내암의 본질을 어떻게 생각해야 좋은지 간단히 정리해보도록 한다.

상피내암의 발생(발견)빈도를 보면 구미에서나 일본에서나 30대, 40대 등 성적 활동이 활발한 세대가 많고, 60대, 70대가 되면 빈도가 급격히 떨어진다. 그런데 침윤암의 빈도나 자궁경부암에 의한 사망률은 고령으로 갈수록 높아진다. 상피내암이 침윤암의 전신이라면 고령으로 갈수록 상피내암의 빈도가 높아져야 하므로 빈도가 낮아진다는 것은 모순이다.

여기서 주목해야 하는 것은 상피내암의 대부분에서 성행위로 감염되는 인유두종 바이러스(HPV)의 흔적이 발견된다는 사실이다. 일반적으로는 이 사실을 가지고 바이러스가 상피내암의 원인이 되고 있다고 생각하고 있지만 오히려 바이러스감염을 원인으로 한 '상피세포의 만성변화'로 생각해야 하지 않을까?

실은 병리진단에서 암과 만성변화를 구별하기 어려운 점이 있다. 어떤 종류의 위의 악성림프종이 그 하나의 예로 이전은 위절제술이 치료법이었는데 최근에는 파일로리균의 제균요법을 실시한다.

그리고 균을 제거하는 데 성공하면 대부분의 악성림프종이 완전히 사라져버리므로 사라진 것은 암이라기보다 만성변화 내지 만성 염증이다(따라서 암을 의미하는 '악성림프종'을 없애고 양성을 의미하는 병명으로 바꾸어야 한다. 그러나 병리의는 지금도 악성림프종으로 진단하고 있다. 이들을 염증으로 해버리면, 세포의 얼굴모습으로 판단하는 병리진단체계의 일관성이 무너지는 것이 두려워서일 것이다. 본래 지켜야 할 환자의 생명이나 건강을 제쳐두고, 진단체계를 방위한다는 것은 본말이 전도되었다고 할 수 있겠다).

　이야기를 상피내암으로 되돌리면, 상피세포가 바이러스감염에 따른 만성변화에 의해 암과 같은 얼굴모습을 하더라도 전혀 이상할 것이 없다. 오히려 방치한 경우 대부분이 침윤하지 않든가 사라지거나 성적으로 활발하지 않는 연대가 되면 (바이러스의 활동성이 진정될 것이다) 상피내암의 빈도가 낮아지는 것을 깨끗하게 설명할 수 있다. 다만 모든 상피내암이 바이러스에 의한 만성변화가 아니라 극히 일부에 진짜암이 섞여 있을 것이다.

　또한 고령이 되면 상피내암의 빈도가 낮아지는데 침윤암의 빈도가 높아지는 것은 대장암에서 본 것처럼 얼핏 정상으로 보이는 상피 안에 판별하기 어렵게 발생하여 갑자기 솟아나는 암의 존재를 생각하면 충분히 설명이 가능하다.

자궁체암 : 치료하지 않아도 장수한다!

　문헌을 검색해보니 "자궁체암의 자연사"라는 제목의 논문이 있어서 읽어보았는데, 어떤 환자가 몇 해는 건강했었으나 그 후 전이가 발생하여 사망했다는 내용이었다(*Acta Obstetricia et Gynecologica Scandinavica*, 2004; 83: 507).

그러나 어느 장기의 암에서도 처음부터 장기전이를 가진 사람은 분명히 존재하며 그 경과만을 논문으로 하면 그러한 종류의 모든 암이 방치하면 사망하는 것처럼 오해받을 가능성이 높아 과학적 공정성을 잃었다고 할 수 있다(이 논문에서 볼 수 있는 것처럼 방치했더니 진행해서 사망했다는 경우는 환자가 단 한 명이라도 논문으로 되는 것에 반해 방치하더라도 크게 문제가 되는 것은 적었다는 결론의 연구는 환자의 수가 어느 정도 되지 않으면 논문이 되기 어렵다).

더욱이 이 논문의 환자는 자궁체암으로 진단받고서 사망할 때까지 7년이 걸렸기 때문에 방치한 자궁체암이 생명을 앗아가는 경우에도 오래 살 수 있다는 것을 시사하고는 있다.

한편 저자는 3기의 환자를 포함 자궁체암을 5명 이상 진료했는데 당초 1기의 환자가 대부분이었다. 경과 중에 원발병소가 증대하거나 자궁에서 출혈량이 많아지는 경우도 있었지만 축소되어 사라져버리는 경우도 있었다. 그리고 화상검사상, 림프절 전이가 있어서 3기로 진단받은 사람은 치료를 희망하지 않았다.

생각해보면 장기전이는 있든지 없든지 둘 중에 하나이며 어느 쪽인가에 의해 운명은 정해져 있는 것이다. 환자 본인도 그것을 충분히 이해하는 것 같아서 그대로 상태를 지켜보고 있다.

신장암: 3㎝ 이하라면 증대하지 않을 가능성이 크다!

최근 혈뇨나 배부통증背部疼痛症 등 신장 관련 증상이 없는 사람도 CT나 초음파검사가 빈번하게 실시되어 신장에 작은 멍울이 발견되는 사례가 급증하고 있다. 직경 4센티미터 이하의 멍울은 화상진단의 질에 따라 다르지만 그 3분의 1이 양성일 가능성이 있어서 이들에 어떻게 대처할 것인가는 큰 문제이다.

우연히 발견된 멍울은 비록 암이라도 예후가 좋을 것이라고 예측해서 수술하지 않고 방치하는 비뇨기과의가 전 세계에 여러 명 있다. 그들은 자신의 경험이나 보고를 적은 결과 논문을 몇 편 써 두었다.

그 가운데 하나를 살펴보면 154명에게 존재하는 173개의 신장 멍울을 방치하고 있으며 멍울의 직경 평균은 2.5센티미터(0.4~12.0센티미터)이다. 관찰 중의 증대 스피드는, 평균 연 2.9밀리미터였는데, 최대로는 연 2.5센티미터이다. 크기가 불변 혹은 축소한 멍울이 173개 중 45개(26퍼센트)나 있었다(*Cancer*, 2009; 115: 2844).

저자는 신장 멍울을 치료하지 않는 환자를 10명 이상 진료했다. 화상진단의 정확도에서 보면 90퍼센트 이상이 신장암이라고 생각된다. 관찰결과로는 직경이 3센티미터 이하의 경우 증대한 것은 단 한 사람이었고 나머지는 크기가 변하지 않았다.

그러나 발견 당시의 크기가 5센티미터, 6센티미터 정도로 크다면 그 정도까지 커진 멍울은 그 후도 계속 증대한다는 원칙이 있는 것 같다. 전이가 생겨서 사망한 사람도 한 명 있었는데 계산해보니 신장암 발견 이전에 이미 전이가 발생했다.

갑상선암 : 미세한 암의 발견·치료는 의미가 없다!

갑상선은 피부 바로 아래의 얕은 장소에 있어서 암은 멍울을 만져서 발견되는 경우가 많았는데 초음파검사에 의한 검진이 보급되어 멍울이 만져지지 않는 미세한 갑상선암이 다수 발견되었다.

구미에서는 초음파검사를 이용해서 미세한 암을 발견하는 것이나 발견한 미세한 암을 수술하는 것은 암 사망을 줄이는 데 아무런 공헌도 하지 않는다는 여론이 있다고 한다. 그러나 일본에서는 건강인에 대한 갑상선검사가 철저하게 실시되어 암이 미세하더라도 발견되는 즉시 수술해버리는 것이 일반적이다.

이러한 현상에 의문을 품은 일본의 임상의들이 검진에서 발견된 갑상선암을 치료하지 않고 상태를 관찰한 보고가 있다.

하나는 직경 6~12밀리미터의 갑상선암 환자 10명을 3~6년 동안 관찰한 것이다. 관찰기간 중에 암 덩어리의 직경이 1밀리미터 증대한 것이 한 사람 있었다. 그리고 2밀리미터 증대한 것이 한 사람 있었다. 반대로 1~2밀리미터 정도 줄어든 사람은 7명이었다. 나머지 한 사람은 초음파에서 암 덩어리를 검출할 수 없었다(사라졌다)고 한다(〈내분비외과〉, 1997; 14: 181). 다른 논문은 암연구회부속병원(현 암연구회아리아케有明병원)에서 발표한 것으로 35명의 환자에게 존재하는 44개의 미세한 원발병소의 경과를 보고하고 있다. 44개 병소의 직경은 3~14밀리미터로, 5밀리미터 이하가 5개 병소, 6~10밀리미터가 31개 병소, 그 이상이 8개 병소이다.

평균 3.6년이며 최장 10년의 경과관찰해 보니 병소가 증대한 것이 8개, 불변이 29개, 축소가 7개이다. 직경이 8밀리미터에서 13밀리미터로 증대한 사례 외에, 모두 두 사람이 수술을 받았을 뿐이며, 나머지는 경과관찰 중이라고 한다(《두경부종양》, 2001; 27: 102).

치료의 고통인가? 평온한 자연사인가?

암을 방치·관찰한 경우에 어떻게 되는가를 알면, 암치료를 받을 것인지 여부와 받는다고 한다면 어떤 치료법으로 할 것인지 등의 판단에 도움이 될 수 있다. 지금까지의 보고나 직접 경험한 것을 통해서 저자는 이렇게 생각한다.

일반론으로서 암에 의한 고통이 존재하는 경우에 그것을 경감시키기 위한 처치나 분명히 수명을 연장시킬 수 있는 처치가 있다면 그것을 받는 것이 타당하다. 그러나 세상에는 그것을 떳떳하게 여기지 않는 사람도 분명히 존재한다.

어느 강연회 종료 후 저자에게 다가온 기품 있는 노부인은 부정출혈不正出血이 계속되고 있다고 했다. 나이로 봐서 자궁암일 것이라

고 생각해서 그 가능성을 지적함과 더불어 저자의 외래를 찾도록 권했다. 그리고 초진시에

① 통계적으로는 (자궁체암이 아니라) 자궁경부암일 가능성이 높다.
② 자궁경부암의 원발병소가 증대해가면 장기전이가 없더라도 암으로부터의 출혈이나 신부전으로 사망할 가능성이 높다.
③ 수술은 받지 않는 것이 좋지만 방사선 치료로 출혈이나 신부전의 예방이 가능하다.
④ 만약 신부전이 되더라도 혈액투석을 받으면 수명은 연장된다.

등을 설명했다.

그러나 본인은 음부·자궁의 진찰(이른바 내진)을 원하지 않아 그대로 돌려보냈다. 그 후 출혈량이 늘어난 것 같지만 일상생활은 평소처럼 하고 있고 재진시에도 내진은 원하지 않아 자궁경부암이라는 확정진단도 할 수 없는 상태였다.

처음 만남 이래 수년 후, "기분이 좋지 않다", "소변이 안 나온다"고 찾아왔다. 이것은 신부전 증상이라고 판단하여 그 취지를 말하고 검사수속을 했는데 수일 후 집 근처의 대학병원에 입원하였다.

얼마 지나지 않아 주치의로부터 연락이 왔는데 역시 자궁경부암으로 혈액투석은 본인이 원하지 않아 신부전에 의해 의식이 흐려져

자는 듯이 사망했다고 한다.

만약 그녀가 방사선 치료를 받았다면 어떻게 되었을까? 자궁경부암은 1기에서 4기까지 방사선으로 치료가능하다. 암을 쳐부순다고 하는 관점에서는 3기보다도 2기, 2기보다도 1기가 암세포의 양이 적어 치료효과가 높아진다.

또한 수술과 비교할 수 없을 정도로 합병증이나 후유증이 가볍다. 그래서 일반적으로는 1기 이상의 자궁경부암은 수술이 아니라 방사선 치료를 받는 것이 타당하다. 1기, 2기의 단계에서 방사선 치료를 받았더라면 신부전은 발생하지 않았다고 생각된다.

신부전은 원발병소에서 주위로 침윤한 암세포가 요관을 둘러싸서 폐색시키기 때문에 발생하는 것이지만 3~4기라도 방사선 치료를 하면 상당한 비율로 성공한다. 설사 성공하지 못하더라도 투석을 하면 수명은 확실히 연장된다. 또한 원발병소로부터의 출혈도 방치하면 생명을 앗아가는 경우도 있어 3~4기라도 방사선으로 통제가 가능하다.

따라서 3~4기라도 방사선 치료를 받는 의미가 있다.

그러나 국소치료가 성공해서 수명이 연장되면 이번에는 전이가 출현할지도 모른다. 폐전이나 골전이가 출현하면 전자에서는 호흡곤란 후자에서는 동통疼痛으로 고통스러울 가능성이 높다. 공교롭게도 원발병소의 치료가 잘되는 것이 그 후 환자를 괴롭히는 원인이 되는 경우가 있는 것이다.

여기까지 생각하면 신부전으로 자연스럽게 평온한 죽음을 맞이하는 편이 득인지도 모른다. 그녀는 그렇게 생각하고 있었는지도 모른다.

또한 진찰이나 치료를 마음 깊숙이 싫어했을 가능성도 있다. 자궁암에서는 진단이나 치료를 위해 부인과 진료대에 올라가서 양 다리를 벌려서 의사에게 보여야 하는데 그것은 여성에게 굴욕적인 일면이 있어 싫어하는 기분은 충분히 이해할 수 있다. 그것을 이유로 치료까지 거절하는 것도 충분히 있을 수 있다고 생각되므로 그것이 어리석다고는 생각하지 않는다.

이분의 삶을 감상을 담아서 표현한다면 한마디로 자신의 의지를 관철한 훌륭한 분이었다는 것이다. 만일의 경우 저자도 그렇게 할 수 있기를 바라고 있다.

암은 증상이 나타날 때까지 무해

남성의 암인 전립선암은 어떠한가?

기세가 강한(바꾸어 말하면 성질이 나쁜) 전립선암은 요도를 폐색하여 방치하면 역시 신부전으로 사망한다. 따라서 치료를 받는 것이 타당하다고 생각되지만 기세가 강한 경우에는 골전이가 발생해서 고생하는 경우가 많다.

그러면 자궁경부암의 노부인과 같이 일절 무치료도 가능한 것인가?

자궁경부암의 경우에는 요관이 방광에 들어가기 직전에 막히기 때문에 방광에 요가 쌓이지 않는데 전립선암의 경우에는 요가 방광에 쌓이므로 방광이 확장되어 극심한 고통에 시달릴 가능성이 있다 (요가 나오지 않는 것에 대한 대처법이 없던 시대에는 고통에서 벗어나기 위해 목을 맨 사람도 있었다고 한다).

그래서 요도폐색증상이 있는 경우 치료를 받는 것이 타당할 것이다. 치료법으로서는 전립선전절제술과 방사선 치료가 있는데 수술은 수술 후의 요실금 문제 등이 있어 방사선 치료가 타당하다.

그러면 PSA검사로 발견된 전립선암은 어떠한가?

요도폐색증상을 수반하더라도 그것이 (양성의) 전립선비대증에 의한 경우에는 무증상의 PSA발견암이라고 생각하면 충분하다(PSA발견암 자체는 요도폐색의 원인이 되기 어렵다). 이 경우 전술한 바와 같이 치료하더라도 수명이 연장되는 경우는 없다. 한편 치료하면 비록 방사선 치료라고 하더라도 합병증이나 후유증이 출현할 가능성이 어느 정도 있다.

그렇다고 하더라도 '암'이라고 진단받았는데 방치하는 것은 걱정이라는 것이 환자의 일반적 심리일 것이다.

참고로 저자가 PSA발견암 환자에게 설명하는 내용을 소개하기로 한다.

"PSA발견암의 대부분은 암이라는 명칭이 붙지만 장기전이가 없는 가짜암으로 성질이 온순한 것이다.

원래 고령자의 전립선은 암세포가 잠복해 있는 비율이 매우 높다. 다른 질병으로 사망한 사람을 해부하면 전립선암이 발견되는 경우가 50퍼센트나 된다.

그런데 고령자로 전립선암으로 사망하는 사람은 드물어서 일본인 남성 사망원인의 1퍼센트 정도밖에 안 된다. 그렇다고 한다면 전립선에 잠복해 있던 암이 자라서 사인이 될 가능성은 50분의 1 정도밖에 되지 않는다. 바꾸어 말하면 전립선암을 방치하더라도 당신은 먼저 틀림없이 다른 질병으로 사망한다. 방치한 경우 PSA수치가 올라가는 경우도 있지만 그 대부분은 역시 다른 질병으로 사망할 것이다.

수술이나 방사선 치료의 합병증이나 후유증의 가능성을 생각하면 PSA검사를 받은 사실, 생검을 받고 암으로 진단받았다는 사실, 의사로부터 치료를 권유받았다는 사실 모두를 잊고 평소처럼 일상생활을 보내는 것이 가장 좋은 방법이다.

잊을 수 없는 경우에는 PSA수치를 정기적으로 측정해서 경과 관찰을 하게 된다. 다만 이 경우 결과가 나올 때마다 '아! 올라갔네', '아니! 내려갔네' 하면서 일희일비하는 것은 좋지 않다.

PSA수치가 계속 올라가는 경우 어느 정도가 되어야 치료가 필요한지 기준이 없다. 30이라든가 40이라는 기준을 정한 비뇨기과의도 있지만 의학적 근거는 없다.

그렇다고 한다면 치료를 받는 타이밍을 결정하는 방법은 두 가지이다. 하나는 50이라든가 100이라든가 PSA수치를 미리 독단적으로 정해두고 그 수치에 달하면 치료를 받는다는 방침이다. 또 하나는 암에 의한 증상이 나타날 때까지 기다린다는 방침이다. 후자의 경우에는 PSA검사를 받든지 받지 않든지 마찬가지이므로 검사를 반복하는 의미는 없다."

유방암에서는 전술한 바와 같이 원발병소가 아무리 커지더라도 사인이 되지 않기 때문에 별도의 생각이나 대처법이 가능하다. 즉 장기전이 가능성의 고저에 관계없이 방치하는 것에 어느 정도 합리성이 있다.

예를 들면 저자의 외래에서 진료 받은 40대의 여성은 유방과 멍울의 상태에서 볼 때 아주 성질이 나쁜 유방암이라는 것을 알았다. 진료 후 묻는 대로, "당신에게 장기전이가 발생할 가능성은 60퍼센트 정도일 것이다"라고 대답하자 그녀는 "그렇다면 고치기 위한 치료는 일절 받지 않겠다"고 결심했다.

그래서 상태를 관찰하고 있었는데 수년 후에 장기전이라고 보이는 전이가 출현했다. 한편 유방의 멍울은 계속 증대하여 피부를 뚫고 나와 통증은 없지만 궤양화하고 있었다. 장기전이하는 기세가 강한 유방암은 유방이라는 국소에서도 기세가 강한 것이다.

그렇지만 본인은 자신의 판단이 옳았다, 쓸데없는 치료를 받지 않아서 좋았다고 매우 납득하는 것 같았다.

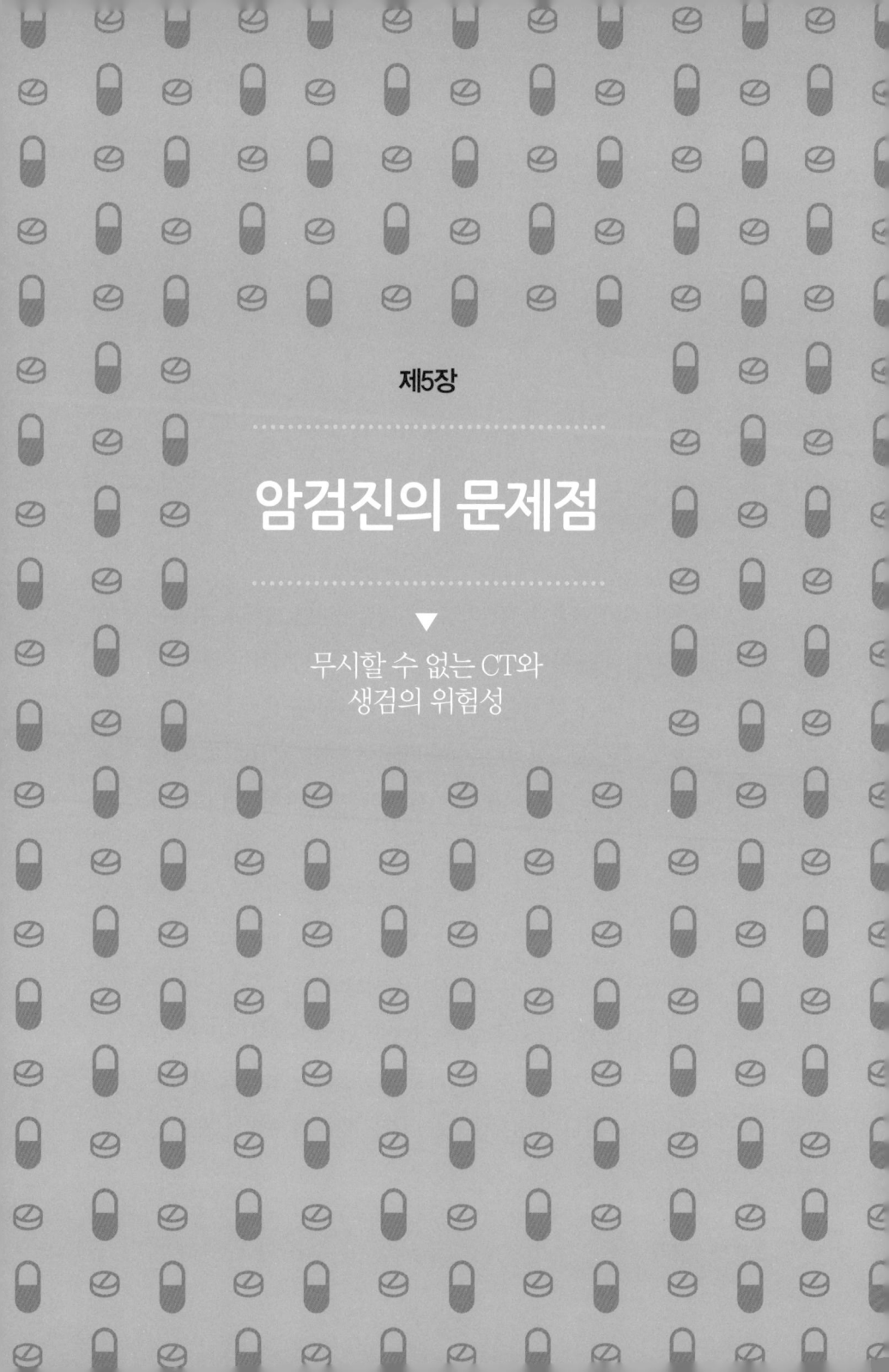

제5장

암검진의 문제점

▼

무시할 수 없는 CT와
생검의 위험성

매우 높은 '거짓양성' 빈도

만약 암검진이 단순히 효과가 없는 것뿐이라면 받아도 이점이 없었네 하고 끝나는 이야기이다. 그러나 암검진은 이점이 없는 것 이상으로 수검자에게 큰 해를 입히는 것이 문제이다.

암검진에 대해 충분히 이야기하기에는 이전에 집필한 《그래도 암검진을 받겠는가》(文春文庫)와 같이 책 한 권이 필요하지만 여기서는 문제점을 죽 훑어보기로 한다.

어느 장기의 검진도 그것만으로는 완결되지 않고 의심되는 소견(양성소견)이 있는 경우에는 '정밀검사'가 실시된다.

이 정밀검사의 빈도가 매우 높은 것이 첫 번째 문제이다. 또한 양성소견이 있어서 정밀검사를 하더라도 최종결과가 양성인 경우를 '거짓양성'이라고 한다. 암검진에서는 이 거짓양성의 빈도가 매우 높다. 맘모그래피 검진을 예로 이 문제를 살펴보기로 한다.

미국의 통계에서는 40대 여성 천 명이 10년간 매년 맘모그래피 검진을 받은 경우 유방암으로 진단받은 사람은 15명이다(유방암 빈도가 일본의 4~5배라고 하는 미국에서의 수치이다). 그런데 이 사람들을 진단하기 위해 560명이 연루되어 각자가 1회 이상 '거짓양성' 진단을 받았다. 즉, 정밀검사를 받게 되었던 것이다(New England Journal of Medicine, 2003; 348: 1672).

그리고 정밀검사는 반드시 초음파검사 등의 화상검사로 끝나지 않는다. 화상검사에서 양성으로 진단되지 않으면 굵은 바늘이나 메스를 사용해서 조직을 채취하는 '생검'(생체검사)이 실시되는 것이다.

이 생검 횟수가 많아지는 것이 검진의 두 번째 문제점이다. 전술한 미국의 경험에서는 거짓양성 560명 가운데 190명이 생검을 받았다. 이와 같은 희생을 치르고 발견된 유방암도 30대, 40대의 경우에는 거의 모두가 '가짜암'이라고 생각된다.

정밀검사를 받는 비율이나 거짓양성 비율이 높은 것은 다른 장기의 검사에도 공통적이다.

예를 들어 대변잠혈검사에 의한 대장암검진을 보면 미국에서 실시된 임상시험에서는 13년간 시험기간 중 매년 검진그룹에서는 천 명 중에 380명이 내시경검사를 1회 이상 받았다. 그런데 발견된 대장암은 천 명당 23명으로 적었다. 한 사람이 여러 번 받는 경우도 있어서 거짓양성 비율이 얼마나 높은지 알 수 있을 것이다(New England Journal of Medicine, 1993; 328: 1365).

폐의 CT검진도 거짓양성으로 나오는 비율이 꽤 높다. 어느 연구에서는 후술하는 저선량 CT를 1회 받으면 21퍼센트의 사람이 거짓양성을, 2회 받으면 33퍼센트의 사람이 거짓양성을 경험한다고 한다. 이 결과를 바꾸어 말하면 양성소견을 받은 544명 가운데 폐암이었던 것은 38명(7퍼센트)으로, 나머지 506명은 거짓양성이었다. 그러나 506명 가운데 폐암이 아니라는 것(거짓양성이라는 것)을 확인하기 위해 96명이 폐의 생검과 수술까지 받았다(*Annals of Internal Medicine*, 2010; 152: 505).

또한 이와 같이 정밀검사를 받는 비율이 높으면 피험자의 심리에도 중대한 영향을 미친다. 이상소견이 있다는 말을 들은 피험자의 공포나 불안은 과연 어떠했을까? "암이 아니다"라는 결과를 듣기까지는 아마 절반은 암환자가 된 기분이었을 것이다.

그러나 인간심리는 복잡해서 거짓양성이라고 하더라도 검진의 부당성에 화를 내거나 넌더리가 나는 것이 아니라 다음의 검진도 받지 않으면 안 될 것 같은 심리상태에 빠져버리는 것이다. 암을 의심받았기 때문에 다음에도 받아야 한다든가 암검진을 받지 않으면 안심할 수 없다는, 이른바 의존상태에 빠진다. 거짓양성 결과를 여러 번 경험한 사람들이 나타나는 이유이다.

이것은 암검진의 노예나 마찬가지이다.

CT에 의한 '발암실험'

암검진을 하면 방사선 피폭에 의해 암이 생기거나 암 사망이 발생한다. 일본에서는, 검진에 이용되는 비교적 저선량의 피폭에서는 암이 발생한다는 증거가 없다는 주장이 있다. 개중에는 저선량 피폭은 몸에 좋다고 주장하는 연구자도 있어서 논의를 혼란에 빠뜨리기도 했다.

그러나 최근 보고된 전 세계 15개국의 (원자력발전산업의) 방사선 작업 종사자 40만 명의 조사결과는 이들 연구자들에게 의견 변경을 압박하고 있다.

먼저 전제로서, CT를 1회 촬영했을 때의 선량은 10~20밀리시버트(mSv)가 된다. 한번 CT검사실에 들어가서 검사를 받으면 촬영이 수회에 걸쳐 이루어지므로 이 경우 피폭선량은 몇 배가 된다.

그런데 방사선 작업 종사자의 평균 피폭선량은 20밀리시버트로, 5밀리시버트에서 150밀리시버트의 선량대에서 발암 사망과의 상관이 확인되었다(*Radiation Research*, 2007; 167: 396). 5밀리시버트라고 하면 CT 피폭선량의 수분의 1이다.

이 데이터에서 알 수 있는 바와 같이 발암과의 관계에서 CT는 매우 위험하다. 흉부직접뢴트겐촬영(전후방향)에 비해 CT의 피폭선량은 천 배나 되는 것이다. 그래서 40세에서 50세의 사람이 10밀리시버트(전술한 바와 같이 1회의 CT촬영에 해당)를 받으면 1만 명 중에 1.5명이 폐암으로 사망하고 1.0명이 대장암으로 사망한다고 추정되고 있다

(*New England Journal of Medicine*, 2007: 357: 2277).

이에 대해 검진 추진파는 검진에 이용하는 CT는 저선량으로 했다고 주장하고 있다. 분명히 촬영조건이 이상적이라면 피폭선량은 0.4~0.8밀리시버트 정도로 줄일 수는 있을 것이다. 그러나 그렇다고 하더라도 직접뢴트겐촬영의 10~20배로, 매년 반복해서 받으면 피폭선량이 축적된다.

또한 저선량화에 수반해서 CT화상의 해상도가 떨어진다는 단점이 있어서 양호한 화상으로 진단하기를 원하는 주치의가 저선량 촬영을 지키지 않는 경우를 종종 볼 수 있다.

요컨대 방사선을 이용한 암검진은 발암실험이다. 이 관점에서 특히 위험한 것은 뢴트겐촬영(과 조영제)을 이용한 위암검진이다.

원래 위는 방사선에 대한 감수성이 높아 일정 피폭선량당 발암 사망이 매우 많은 장기이다. 게다가 검진에서는 간접촬영장치라는 화질이 나쁜 장치를 이용하는 경우가 많아 다른 조건이 같다면 피폭선량은 직접촬영의 몇 배가 된다. 일본의 위암 사망자 수가 자연히 감소하는 추세에 있는 현재 암검진에 의한 피폭이 위암사망의 기여원인으로서 최대일 가능성이 있다(이 경우 위 뢴트겐 검진을 중지하면 위암 사망자 수의 감소가 가속될 것이다).

또한 맘모그래피도 1회당 3밀리시버트 정도 피폭되며 대장을 뢴트겐검사로 조사하면 직접촬영으로도 15밀리시버트 정도는 피폭된다.

이들 장기에 대해서도 방사선은 위와 같은 정도의 발암성을 갖고 있어 현재로는 뢴트겐촬영이 중대한 발암원인으로 되어 있다. 또한 유방암 가족력이 있는 여성은 원래 유방암 발생률이 다소 높은데 맘모그래피 검진을 받으면 그것이 몇 배가 될 가능성이 높다고 한다.

장난으로 몸에 상처를 내는 생검

암검진에서는 병리진단을 위한 생검에 수반하여 발생하는 문제점이 있다.

어느 장기에서도 생검은 뭔가의 고통을 수반하며 심리적으로도 큰 영향을 미치지만 그것 이외에 생검부위에 따른 특유의 문제점이 있다. 예를 들어 유방은 피부가 매우 섬세해서 바늘로 찌르거나 메스로 자른 상처가 두껍게 부어올라 눈에 띄는 경우가 있다(비후성반흔 肥厚性瘢痕: 비대 흉터). 악화되면 흉터가 남는다. 이것은 병리진단이 양성으로 생검만 한 경우에 더욱 많다.

만약 유방암으로 방사선을 병용하는 유방온존요법을 시행하는 경우에는 방사선에 흉터 방지효과가 있어서 상처는 깨끗하게 낫는다. 이에 대해 양성병변의 경우에는 방사선을 조사하지 않기 때문에 상처가 부어오르는 경우가 많아 양성인데도 상처는 암의 경우보다 눈에 띄는 아이러니한 결과가 되는 것이다.

위나 대장에서의 문제점으로는 내시경에 의한 생검에 출혈이나 천공穿孔의 위험이 있다. 고령자에서는 소화관의 벽이 약해져 있는데 구불구불한 대장 안으로 내시경을 깊숙이 집어넣기 때문에 벽과 스쳐서 구멍이 뚫리는 (천공) 경우도 있다.

　폐암의 생검도 문제가 많다. 기관지경에 의한 생검은 고통스럽고 출혈의 위험성이 있으며, 게다가 조직을 채취하지 못하고 끝나는 경우가 적지 않다. 조직을 채취하지 못하는 경우에는 개흉수술開胸手術을 하여 예측 잘못으로 양성결과를 얻는 경우도 많이 있다(환자는 암이 아니라고 기뻐해야 하는지 쓸데없는 수술을 했다고 화를 내야 하는지 복잡한 심경이 된다).

　최근에는 CT로 병변을 보면서 굵은 바늘을 병변부에 찔러 넣어 조직을 채취하는 'CT 가이드하 생검'이 보급되어 수술했더니 양성이었다는 이야기는 줄어들었다. 그러나 반대로 기흉氣胸(공기가슴증, 가슴막 안에 공기나 가스가 차는 질환으로 흉통이나 호흡곤란을 일으킨다) 등의 CT 가이드하 생검에 의한 합병증이 증가하고 있고 드물지만 사망하는 사람도 있다.

가장 좋은 것은, 진단을 모두 잊는 것이다!

　검진을 받으면 쓸데없는 수술도 늘어난다. 유방의 맘모그래피 검진에서는 그것으로밖에 발견할 수 없는 암의 대부분이 가짜암이라고 생각해도 좋으며 유관내암(비침윤암)이라면 모두가 가짜암이다.

　그런데도 유관내암은 침윤암의 경우 이상으로 유방을 전절제하기 쉽다. 유방 내에 얽혀있는 유관 내에 유방암 세포가 넓게 분포되어 있는 경우가 많아서 그것을 전부 제거하려면 유방전절제가 되어버리는 것이다.

그러나 현재는 침윤암이라면 유방온존요법으로 하는 것이 보통인데 그것보다 성질이 온순한 비침윤암이 유방전절제가 되는 것은 모순이다. 이 모순은 전술한 바와 같이 양성의 병변을 암으로 진단하는 것에서 발생한다. 단지 맘모그래피 검진을 받은 것 때문에 가짜암이라도 유방을 잃는 여성들이 불쌍하기 짝이 없다.

저자는 이전 맘모그래피 검진에서 유방암으로 진단받은 사람이 희망하는 경우에는 치료하지 않고 외래에서 경과를 진료했다. 그러나 경험이 축적됨에 따라 정기적으로 진료할 필요도 없다고 생각하게 되었다. 그래서 최근에는 유방의 멍울이 만져지지 않는데 맘모그래피 검진에서 유관내암으로 진단받은 여성이 외래에 온 경우 다음과 같이 설명한다.

"이것은 유관내암이므로 99.9퍼센트가 가짜암이다. 반대로 말하면 장기전이가 있는 것은 침윤암을 놓친 경우로 천 명에 한 사람 정도이다.

그렇다고는 하지만 어느 병원의 외과에서도 유방전절제를 할 가능성이 높다.

그러나 수술을 받더라도 수명이 연장되는 경우는 없고 반대로 치료하지 않더라도 수명이 단축되는 경우도 없다.

가장 좋은 것은 요 수개월 동안 경험한 맘모그래피, 생검, 유방암이라는 진단을 모두 잊는 것이다. 그것은 없었던 일로 하고 새로운 생활을 시작하기 바란다.

만일 시간이 지나 유방에 구슬과 같은 멍울이 생기면 의사에게 진료받기 바란다. 그때까지는 맘모그래피는 두 번 다시 받지 않도록 한다. 받게 되면 다시 똑같은 경험을 반복하게 되는 것이다."

그녀들은 그 후 어떻게 하는가? 정말로 잊을 수 있는 사람도 있지만 어딘가의 시점에서 불안해져 외과의에게 달려가는 사람도 있을지 모른다.

그러나 저자로서는 지금까지의 경험과 전 지식을 종합해서 도달한 결론에 기초해서 최선이라고 생각되는 대처법을 제안하였기 때문에 그 이상은 아무것도 할 수 없다. 그녀들의 냉정한 판단에 기대할 뿐이다.

암검진은 사망자를 증가시킨다!

이야기를 검진에 의한 문제점으로 되돌리면 발견된 암의 치료로 중대한 후유증이 발생하거나 장소에 따라서는 사망하는 경우도 있다. 그렇다고 한다면 먼저 수술을 떠올리겠지만 방사선 치료에도 주의하지 않으면 안 된다. 방사선 치료는 장기절제술에 비해 안전하다고 여겨진다. 그렇지만 어떻게 치료하는지 그 방법에 따라서는 위험한 흉기가 될 수도 있다.

PSA검사를 계기로 전립선암으로 진단받은 사람이 어느 대학병원에서 방사선 치료를 받았는데 모험적인 방법으로 치료되어 요로와 직장 사이에 구멍이 뚫려 인공항문, 인공방광수술을 받게 되었다는 이야기를 피해자의 대리인인 변호사로부터 들었다.

암검진을 받으면 수명이 단축될 가능성이 있는 것도 문제이다.

체코의 폐암검진 임상시험에서는 실제로 총사망자 수가 증가한 것이 확인되었다(제3장 참조). 또한 대장암검진의 세 가지 임상시험을 집계하면 총사망자 수가 증가하는 경향이 있다는 것도 앞에서(제3장 참조) 설명했다.

왜 총사망자 수가 증가하는지 그 원인은 불명이지만 가능성은 몇 가지 들 수 있다.

하나는 라이프스타일의 변화이다. 검진그룹에서는 검진을 받고 있는 것에 안심하여 오히려 건강치 못한 라이프스타일로 빠졌을 가능성이 있다. 예를 들면 체코의 임상시험에서는 만약 검진을 받고 있기 때문에 괜찮을 것이라고 하여 담배의 흡연량을 늘렸다면 결과는 어느 정도까지 설명가능하다.

총사망자 수를 늘리는 또 하나의 원인으로서는 심리적 영향을 들 수 있다. 검진이나 정밀검사를 받으면서 느끼는 심리적 부담 내지는 심리적 스트레스가 심근경색 등으로 이어질 가능성이 있다. 전술한 체코의 임상시험에서는 검진그룹에서 심근경색에 의한 사망이 증가하였다.

그러나 이와 같이 검진의 문제점을 열거하더라도 검진으로 암을 조기발견하면 고칠 수 있어 수명이 연장된다고 믿는 사람에게는 공허하게 울릴 뿐이다.

　따라서 만약 검진의 속박에서 벗어나고 싶다고 생각한다면 암검진의 효과의 유무에 대해 지금 다시 한 번 확인하는 작업이 필요하다(제3장 참조).

제6장

암수술

▼

오해와 착각과
확대의 역사

수술의 '발전'사

암치료라고 하면 수술을 떠올릴 정도로 예나 지금이나 수술은 중요한 역할을 하고 있다. 그러나 암이 발생한 장기나 진행도에 따라서는 수술이라는 방법이 부적당·부적절한 경우도 많다. 그런 경우에도 수술이 실시되는 것이 현실이다.

수술은 그것이 합리적이어서가 아니라 그 시대 사람들의 두려움이나 원망願望, 혹은 직감이 원동력이 되어 시작된 경위가 있다. 암수술의 문제점을 근본부터 이해하기 위해서는 그 발전사를 알 필요가 있다고 생각해서 이 장을 준비했다.

지면상의 관계로 유방암과 위암수술만 다룬다. 그 문제점을 이해할 수 있다면 다른 장기의 수술에도 응용가능하다.

또한 수술과 같은 국소요법인 방사선 치료의 역사와 문제점에 대해서도 약간 다루도록 한다.

오늘날 실시되는 암수술은 19세기 후반에 시작된 것이 대부분이다. 19세기에 마취가 발명되었기 때문이다. 그 이전의 수술은 이러했다.

혀에 암이 생긴 경우를 예로 들면 먼저 환자를 의자에 앉히고 뒤에 조수가 서서 필요할 때에는 언제라도 환자의 머리를 붙잡을 수 있도록 한다. 그리고 환자의 앞으로 외과의가 다가가 환자에게 지시해서 입을 벌리게 한다. 다음으로 외과의가 혀를 핀셋으로 잡고 메스로 단칼에 환부를 자른다. 무슨 일이 일어났는지 환자가 멍하고 있을 동안에 벌겋게 달군 인두를 재빨리 혀끝에 대어 지혈한다. 한 순간이라도 늦으면 환자는 고통으로 날뛰어 달군 인두를 제대로 대지 않아 입가에 화상을 입히는 경우도 있었다고 한다.

암 이외의 수술도 큰일이었다. 구미의 병원에서는 환자를 기둥에 묶거나 혹은 건장한 사내들이 제압하면서 수술하여 환자의 비명이 온 병원에 울렸다. 수술할 때에는 솜씨가 좋은 것이 무엇보다 존중되어 누가 수술시간을 단축시키는지 경쟁하였다. 솜씨가 좋은 외과의가 되면 메스와 톱(!)을 이용해서 다리를 절단하는 데 30초도 걸리지 않았다고 한다.

아비규환인 지옥에 종지부를 찍은 것은 에테르를 이용한 전신마취의 발견이다. 1846년 미국 보스턴의 매사추세츠종합병원에서 에테르마취가 세계 최초로 실시되었던 것이다.

환자의 병은 설암이었다. 마취에 의해 환자가 잠든 채로 통증을 호소하기 전에 수술이 끝나자 집도의는 감격해서 눈물을 흘렸다고 한다. 에테르마취는 머지않아 전 세계로 확산되었다.

그러나 고통은 사라졌지만 아직 수술은 안전하지 못했다. 소독법이 없었기 때문이다. 원래 옛날에는 세균이 존재한다는 것도 알지 못했고 따라서 청결·불결의 개념도 없었다. 청결관념이 없던 시대에 외과의는 한 번도 세탁하지 않아서 피로 뻣뻣해진 프록코트(*frock coat*, 남성용 예복의 하나로 상의 길이가 무릎까지 오는 형태)를 입고 수술에 임했다고 한다. 수술실의 창틀에는 먼지가 쌓였고 외과의는 대부분의 수술부위에서 나오는 고름에 각별히 주의하지 않고 상처는 공용의 대야에 담긴 물로 씻어(당연히 세균이 전파된다), 온 병원이 고름 냄새로 진동했다.

그 결과 감염증에 의한 것이겠지만 수족의 절단수술에서 50퍼센트에서 60퍼센트에 이르는 사망률이 기록되고 있다.

소독법의 발견 역사도 놀람과 감동으로 가득했었는데 프랑스의 파스퇴르가 세균을 발견하고 이어서 1865년에 영국의 외과교수 리스터가 석탄산石炭酸에 의한 소독법을 발견한 것만 적어 두기로 한다.

이들 마취와 소독법의 도입 후 각종 암수술이 시도되었다.

유방암 수술 ① : 경탄과 열광이 낳은 할스테드수술

유방은 몸의 표면에 있기 때문에 배 속보다 수술하기 쉬웠을 것이지만 당초 수술결과는 비참했다. 빌로트 교수는 1879년에 143명의 수술성적을 발표하였는데 그 가운데 23퍼센트가 감염증으로 사망했다. 나머지는 어떤가 보았더니 재발은 없었고 동시에 생존하고 있는 사람은 한 사람도 없었던 것 같다.

유방암 수술의 아버지로 불리는 사람은 미국의 할스테드 교수이다. 그의 수술방법은 유방 전부와 그 뒤쪽에 있는 흉근을 절제하고 더욱이 '림프절 확청廓淸'이라고 하여 겨드랑이 밑의 림프절을 통째로 절제하는 것이었다(할스테드수술).

근육절제의 결과 늑골 위에 직접 피부가 덮인 모양이 되었고, 림프절 확청의 결과 림프의 흐름이 막혀 팔이 통나무처럼 굵어지는 등 매우 참혹한 수술이다.

오늘날 암세포는 혈류나 림프를 타고 확산되는 것으로 알려져 있다. 그러나 할스테드 교수는 사람이 걸어서 목적지를 찾아가는 것처럼 암세포도 기어가는 것처럼 확산된다고 생각했다. 예를 들면 간 전이의 경우 암세포가 유방 내를 근육을 따라 기어가듯이 나아가 바로 위의 피하조직에 도달하면 (마치 우물 바닥을 향해 다이빙하는 것처럼) 간 방향으로 파고든다고 생각하고 있었던 것 같다.

그렇다고 한다면 치료성적의 향상을 위해서는 가능한 한 광범위한 절제가 바람직하다. 그러나 기술적 한계에 의해 전술한 바와 같은 절제범위에 머물게 된 것이다.

할스테드수술은 표준치료가 되었다. 이후 70년에 걸쳐서 전 세계의 모든 유선외과의에 의해 실시되는 모든 수술이 할스테드수술이었다.

1932년에 발표된 할스테드 일문一門의 수술성적도 표준치료의 자리를 유지하는 데 일조한 것 같다(〈그림 8〉 참조).

〈그림 8〉에서 생존곡선이 94퍼센트에서 시작되는 것은, 6퍼센트가 수술의 합병증으로 사망했기 때문인데 당시는 각별히 문제시되지 않았던 같아서 이 성적은 훌륭하다고 평가되었다. 또한 치료성적을 생존기간으로 나타내는 것이나 생존율로 나타내는 것도 의미는 마찬가지이다. 그림의 생존곡선을 수평방향으로 측정하면 생존기간이 되고 수직방향으로 측정하면 생존율이 된다.

〈그림 8〉 할스테드수술을 한 경우의 생존율

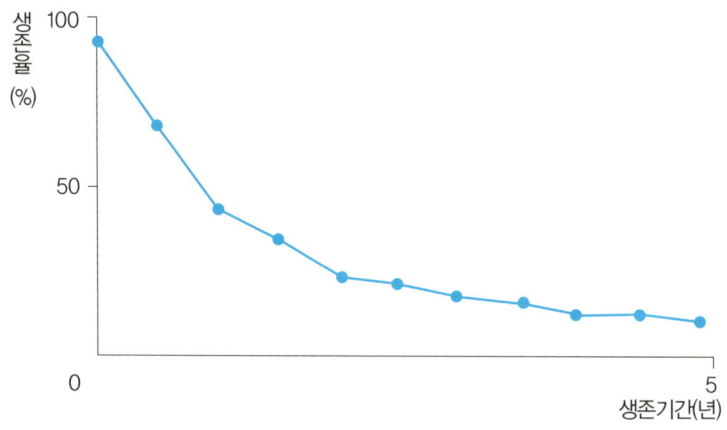

자료: *Annals of Surgery*, 1932; 95: 336.

그러면 할스테드수술은 환자의 생존기간을 어느 정도 개선할 수 있었던가? 할스테드수술이 시작되기 전은 환부의 붕대교환이나 진통을 위한 약물투여 등 대증요법밖에 없었다. 그 성적과 비교하면 할스테드수술의 가치가 명확해질 것이다.

　다행히 대증요법의 치료기록을 보존하고 있던 영국의 병원이 성적을 정리해서 1962년에 발표하였다(〈그림 9〉 참조). 오히려 할스테드수술의 성적(〈그림 8〉)보다 양호하다. 대증요법그룹의 유방암 진행도가 수술그룹의 진행도보다 가볍다고는 생각하기 어렵기 때문에 두 그림의 비교는 할스테드수술이 환자들의 수명을 단축시켰을 가능성을 시사하고 있다.

〈그림 9〉 할스테드수술을 하지 않은 경우의 생존율

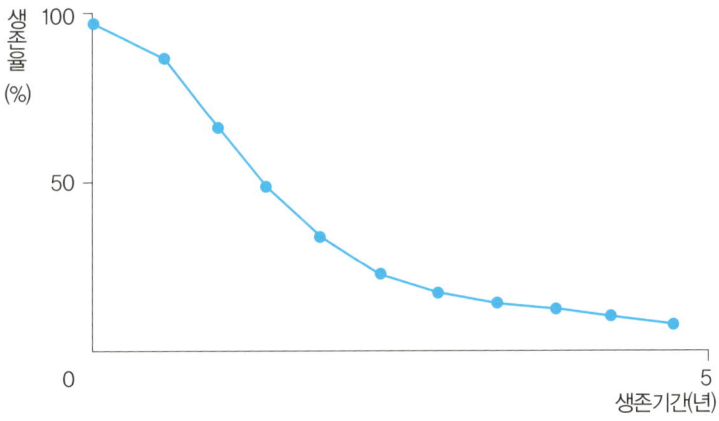

자료: BMJ, 1962; 2: 213.

　그런데 〈그림 8〉과 〈그림 9〉를 보면 대부분의 환자에게 장기전이가 있었다고 생각된다. 왜냐하면 (현대의 유방암 수술 후에) 장기전이가 발생한 환자의 (전이발생 후의) 생존곡선은 〈그림 8〉과 〈그림 9〉의 생존곡선과 같기 때문이다.

어쨌든 당시는 직경 8센티미터의 유방암 덩어리가 작다고 하던 시대이다. 당시의 유방암 환자 전원에게 장기전이가 잠복해 있었다고 생각해도 모순되지는 않는다. 검사법이 발달하지 않아서 장기전이를 몰랐던 것뿐일 것이다.

따라서 할스테드수술은, 전이가 있어서 낫지 않는 환자를 치료한다는 오해를 바탕으로 개시되어 착각에 근거하여 지지되었다고 할 수 있다. 환자가 치유되고 수명이 연장된다는 등의 기대가 앞서 그때까지 불가능했던 수술을 가능케 한 것에 대한 경탄이나 상찬賞讚 혹은 열광이 나타나 그것이 할스테드수술의 정확한 평가를 방해한 것이다. 암수술을 향한 기대는 그 출발점에서 배신당하고 만 것이다.

유방암 수술 ② : 사라진 '표준치료'

그렇기는 하지만 할스테드수술은 70년간에 걸쳐서 표준치료의 자리를 유지했다.

그만큼 오랫동안 표준치료로 될 수 있었던 것은 할스테드수술의 성적이 시간의 경과와 더불어 향상된 것이 큰 영향을 미쳤다고 생각된다. 한창 성적이 개선되는 중에는 그 치료법에 대한 의문은 생기기 어려운 것이다.

그러나 여기에도 착각이 있다. 할스테드수술의 방식 내지 절제범위에 변화가 없는데도 성적이 개선되었다는 것은 수술대상인 유방암의 진행도가 변했다는 것을 의미하기 때문이다.

하지만 할스테드수술이 치료성적을 개선했다고 세상은 믿어버렸던 것이다(특히 유방암의 진행도가 변했다고 하는 것은 조기발견 캠페인에 의해 발견되는 유방암의 크기가 점점 작아졌다는 것을 의미한다).

다만 전혀 변화가 없었던 것은 아니고 도중에 수술방식의 변화가 시도되기는 했다. 먼저 할스테드수술보다 광범위한 림프절 확청을 하는 '확대수술법'이나 할스테드수술에 방사선 치료를 추가하는 등의 '확대치료'가 시도되었다. 여기에서도 성적향상을 확인하지 않고 갑자기 시작한 외과의가 많아 데이터적인 근거 없는 확신을 간파할 수 있다.

그러나 구미의 외과의 가운데는 성적이 향상되는지 어떤지를 의심하여 무작위비교시험을 시작한 사람들도 있다. 그 결과 확대수술법을 포함한 확대치료는 할스테드수술의 생존성적과 달라지지 않았다는 것이 밝혀졌다.

그 가운데는 흉부에 방사선 치료를 추가하였더니 심근경색 등이 증가하여 생존기간이 단축되어버린 임상시험조차 있었다. 이렇게 해서 치료확대에 대한 움직임은 좌절되고 말았다.

확대화가 좌절된 것을 전후해서 치료축소화에 대한 움직임도 시작되었다. 하나는 유방은 전절제하지만 그 뒤쪽에 있는 흉근을 남기는 수술방식이다(흉근온존유방전절제술). 또 하나는 암 덩어리만 도려내듯 절제해서 유방을 남기고 재발방지를 위해 유방에 방사선을 조사해 두는 '유방온존요법'이다.

몇몇 국가에서 할스테드수술과 비교하는 임상시험이 실시되어 어느 치료법도 할스테드수술과 생존성적이 같다는 것이 확인되었다. 성적이 같다면 절제범위는 작을수록 좋은 것이므로 현재는 (흉근온존유방전절제술이 아니라) 유방온존요법이 표준치료가 되었다. 할스테드수술은, 구미에서나 일본에서도 소멸되었다. 암치료에서는 절대적 혹은 유일무이한 치료법도 절멸할 수 있다는 것이 여기서 배워야 할 교훈이다.

위암수술 ① : 확대화는 일본에서 현저하다!

위암에서 위절제술의 선구자는 전술한 빌로트라는 빈의 외과교수(대작곡가 브람스의 친구, 빌로트에게 바치는 곡도 있다)로 1881년에 세계 최초의 위절제술을 했다. 전절제술이 아니라 부분절제술로, 위의 일부는 남겼다.

최초의 수술에서 환자는 경구섭취가 가능하였지만 수술 후 4개월 만에 사망하였다. 또한 빌로트에 의한 그 후의 수술에서 환자들은 수술 후 속속 사망하였다. 이 사람들이 수술을 받을 수 있을 만큼의 체력이 있었다는 것을 생각했을 때, 위절제술은 오히려 환자의 생명을 단축시키는 효과를 발휘했다고 생각된다.

이 시대의 위암은 아마 수술하더라도 낫지 않는 운명이었다. 왜

나하면 검사법이 아무것도 없던 시대이므로 식사를 할 수 없고 복부에 멍울이 만져지는 등의 증상이 모두 나타난 경우에 수술했을 것이므로 오늘날의 지식으로는 이러한 위암은 통상 절제불능이든가 절제하더라도 재발·전이가 발생하기 때문이다.

그런데도 평가된 것은 그때까지 불가능하였던 수술이 가능해진 것에 대한 경탄이나 열광이 있었기 때문일 것이다. 그리고 수술 후 곧바로 사망하는 환자(수술 후 사망환자)의 수는 점차 줄어 평균생존기간이 서서히 늘어갔다.

또한 19세기 말부터 모든 검사법의 발명·개량이 이어져 발견되는 위암의 크기가 축소되었다. 위암의 크기가 축소되면 수술방식이 같더라도 수술성적은 당연히 향상된다. 이 성적향상이 수술 덕분이라고 오해한 것은 상상하기 어렵지 않다. 이렇게 해서 위절제술은 표준치료로서 확고한 지위를 차지하게 된 것이다.

위절제술은 그 후 (유방암수술과 마찬가지로) 수술방식의 확대화가 시도되었다. 확대화는 일본에서 현저하여 위의 부분절제술을 대신하여 전절제술이 많아졌고 림프절에 관해서는 '림프절 확청'이 왕성하게 실시되었던 것이다.

림프절 확청의 정도는 3단계로 나뉜다. 위 주변의 림프절을 절제하는 'D1수술', 그것보다 넓은 범위(간에 붙어 있는 림프절 등)를 절제하는 'D2수술', 더욱 넓은 범위(대동맥에 붙어 있는 림프절 등)를 절제하는 'D3수술'이다. 구미에서는 표준이 D1수술이었지만 일본에서는 제2차 세계대전 후 D2수술을 표준수술법으로 하게 되었고 D3수술을 실시하는 병원도 출현하였다.

더욱이 일본에서는 근처에 있는 다른 장기(비장이나 췌장 등)의 '합병절제'가 자주 실시되었다. 소문난 것은 '좌상복부내장전절제술'로 림프절 확청에 더해 위, 췌체부膵体部·췌미부膵尾部, 비장, 결장, 좌부신左副腎, 담낭을 통째로 절제하는 방식이다.

이들 수술방식의 확대화도 유방암수술에서 설명한 것과 마찬가지로 성적이 향상될 것이라는 신념에 근거했었다. 확대수술법을 시작한 외과의들에게는 '확신'이 있었는지 객관적으로 증명 없이 시작되었던 것이다. 그런데 치료성적이 나왔는데 확대수술법 그룹의 생존기간은 (종래의 수술방식에 비해) 약간 연장된 것처럼 보였다.

그런데도 구미의 외과의들은 납득하지 못하고 확대수술법의 효과를 확인하기 위해 임상시험을 시작했다. D1수술과 D2수술을 비교하는 임상시험으로 네덜란드와 영국에서 별도로 거의 같은 내용의 두 가지 임상시험이 실시되었던 것이다. 두 가지 임상시험의 결과를 보니 모두 D1과 D2에서 생존기간이 같았다.

이렇게 해서 림프절 확청의 확대수술법은 의미가 없다는 것이 밝혀졌다. 그러면 장기합병절제는 어떻게 되었는가? 이것도 반성기가 있다. 일본에서 장기합병절제를 실시하는 수술방식과 하지 않는 수술방식의 임상시험을 실시하였는데 생존기간은 똑같았고 후유증은 합병절제가 많다는 결과였다.

위암수술 ② : 실험대상이 되는 환자

위암수술의 역사는 유방암수술의 역사와 똑같다.

장기전이가 있는 등 치유될 수 없는 환자에게 갑자기 수술을 시작하여 오랫동안 그것이 당연시되고, 결국 확대하려는 움직임까지 시도된다. 그러나 그것에 실패하자 이번에는 반대로 치료법의 축소 움직임이 나타나는 역사 말이다.

게다가 치료법 축소화의 움직임이 한창인 때에 강력하게 반대하는 외과의가 있었던 점도 공통된다. 유방암은 축소수술로 충분하다는 임상시험결과가 나온 뒤 구미나 일본에서도 명의라는 많은 외과의가 축소화에 반대하였다. 위암에서는 구미에서 확대수술이 그다지 실시되지 않았던 관계로 반대한 것은 주로 일본의 외과의들이었다.

예를 들면 국립암센터주오中央병원의 어느 외과의는 전술한 네덜란드에서 임상시험을 할 때 D2수술의 기술지도를 위해 네덜란드에 머무르며 직접 수술도 하고 논문에 이름을 나란히 올렸다. 그런데도 D1수술과 D2수술의 성적이 달라지지 않았다는 결과에 승복할 수 없었던지 그가 중심이 되어 D2수술과 D3수술의 임상시험을 일본에서 시작하였다. D1수술과 D2수술에서 똑같다는 결과가 나왔는데도 왜 이런 시험을 시작한 것인가?

암수술은 확대해야만 비로소 의미가 있다는 신념 같은 것을 느껴 실험대상으로 만든 환자의 몸을 생각하니 안타까움을 감출 수가 없었다.

이것과 관련해서 잊을 수 없는 에피소드가 있다. 네덜란드의 시험결과가 공표된 후 일본의 어느 외과학회를 갔었는데 바로 그 외과의가 단상에서 D2수술의 방법을 (수술하는 비디오를 보여주면서) 지도하고 있었다. "림프절의 확청은 이렇게 가위를 사용해서 한다"고 삭삭 소리를 내며 정말로 신이 난 것 같았다.

아! 근거 없는 확신은 피가 되고 살이 되었구나. 이렇다면 D2수술은 영원히 포기하지 않을 것이라고 생각하였다.

그런데 2008년에 D2수술과 D3수술의 비교시험 결과가 보고되었는데 양자의 생존곡선은 꼭 일치하였다(*New England Journal of Medicine*, 2008; 359: 453).

그리고 이 책을 읽는 전문가를 위해 덧붙인다. 타이완에서 실시된 임상시험에서, D3수술이 D1수술보다 성적이 양호하다는 주장이 있었다(*Lancet Oncology*, 2006; 7: 309). 그러나 그렇다고 한다면 전술한 D1수술과 D2수술을 비교한 두 가지 임상시험과 D2수술과 D3수술을 비교한 일본에서의 임상시험, 그리고 유방암 등의 다른 장기의 암에서 실시된 다수의 임상시험의 결과와 모순된다.

그래서 해당 논문을 살펴보았는데 D3수술그룹에서는 5년째 이후 단 한 사람도 사망하지 않았고 생존곡선이 횡축과 평행하고 있었다. 고령자를 대상으로 하는 수술 후에 장기간 아무도 사망하지 않는 것은 통상 있었을 수 없으므로 추적조사가 불충분하였든가 논문작성상 속임수가 있었다는 것을 시사한다.

일본이 구미보다 수술이 활발한 이유

일본에서 암의 첫 번째 치료에 방사선이 사용되는 빈도가 조금씩 증가하고 있다. 그러나 아직도 (방사선 치료의 이외의) 의사 측에서나 환자 측에서도 수술과 방사선 어느 쪽도 가능한 경우에는 성적은 수술이 뛰어나지만 장기를 절제하면 합병증이나 후유증이 심하기 때문에 다소 성적이 떨어지더라도 생활의 질(QOL)의 관점에서 방사선이 선택된다는 사고가 뿌리 깊은 것처럼 생각된다. 그 결과인지 설암이나 자궁경부암 등 방사선 치료가 가능한 경우에도 압도적 다수가 수술을 받고 있다.

그러나 이것은 오해이다. 방사선 치료는 성적이나 생활의 질 모두를 얻을 수 있는 치료법이다. 실제로 설암이나 자궁경부암 등은 유럽 각국에서는 웬만큼 초기의 것을 제외하고 방사선 치료가 원칙이다.

전 세계를 둘러보아도 고형암에서 방사선 치료의 시행빈도에는 차이가 있다.

방사선 치료가 가장 활발한 것이 유럽이고 이어서 미국 그리고 시행빈도가 가장 낮은 곳이 일본이다. 바꾸어 말하면 일본에서는 구미라면 방사선 치료로 끝날 사람을 (다수) 수술하고 있다는 것이다. 그 원인은 역시 역사에 있다.

퀴리 부부에 의해 라듐이 발견되고, 뢴트겐에 의해 X선이 발견되고 머지않아 방사선 치료가 시작되었다. 당초는 피부암, 설암, 자궁경부암 등 외부로부터 접근이 비교적 용이한 부위가 치료대상이 되어 유럽에서는 20세기 전반에 방사선 치료가 (이들 부위에서는) 표준치료가 되었다.

다만 방사선 치료도 문제를 안고 있었다. 치료를 개시하기 이전에는 당연히 치료데이터가 존재하지 않아서 완전히 초보상태에서 시작했던 것이다. 그 결과 다수의 환자가 과잉으로 조사되어 유해작용으로 사망하거나 심각한 후유증이 나타났다.

자궁경부암에서는 '과치사선량'이라는 말이 예전에 있었다. 과잉 조사 때문에 환자의 사망률이 (낮아지는 것이 아니라) 반대로 높아진 현상을 가리키는 것 같다. 현재 이용되는 표준적인 조사방법이나 선량은 다수의 희생 위에 일정 범위에 수렴된 것이다.

그리고 미국은 당초 어느 고형암에서도 외과수술이 먼저 성행했고 방사선 치료는 그 후에 유럽에서 배웠다는 사정이 있다. 그래서 시행빈도는 유럽만큼 되지 않고 오늘에 이르렀다.

이에 대해 일본에서는 방사선 치료기기의 도입이 늦었다. 그리고 방사선 치료과의 개설도 늦었다.

그래서 방사선 치료가 확산될 여지가 적어서 암치료는 수술중심으로 발달하였다. 그리고 전후 방사선 치료기기가 각지의 병원에 구비되었을 때에는 외과, 이비인후과, 비뇨기과, 산부인과 등 모든 분야에서 이미 수술이 표준치료의 자리를 차지하였던 것이다.

저자가 방사선과의가 된 1970년대도 방사선 치료의 대상은 수술불능인 진행암, 국소재발, 장기전이 등이 대부분이었다. 첫 번째 치료의 좋은 대상인 수술가능한 두경부암, 식도암, 자궁경부암 등은 예외적인 경우를 치료하는 것뿐이었다.

또한 수술이 주이고 방사선이 종인 관계가 오랫동안 계속된 것은 시대의 영향도 있었다.

왜냐하면 제2차 세계대전 후 암 고지가 터부시되었기 때문이다. 요즘에는 고지는 당연한 것이 되었지만 1980년대까지 암 고지는 절대적인 터부였다. 그리고 고지를 할 수 없으면 암을 전제로 한 치료법의 상담도 할 수 없다. 오늘날 사전동의의 중요성이 역설되고 있는데 당시 그것은 전혀 실행되지 못했고 치료법은 주치의가 정해서 그것을 환자에게 (말은 나쁘지만) 강요하는 것뿐이다.

이러한 상황은 외과나 산부인과의 주치의에게는 오히려 좋았으며 편했을 것이다.

왜냐하면 치료법을 마음대로 정할 수 있어서 환자에 대해 전능한 신처럼 군림할 수 있기 때문이다. 방사선과의에 대해서도 하인을 부리는 주인처럼 굴 수가 있었다.

만약 방사선과의가 반항한다면 다음부터 환자를 보내지 않으면 된다. 그런 보복이 용이하게 예상되므로 방사선과의는 자발적으로 하인처럼 구는 악순환이 있었다.

그러나 1990년대에 들어서 변화가 생겼다. 암 고지가 일반화되고 사전동의가 강조되었으며 일반인을 대상으로 한 치료정보가 증가한 것이 원인이겠지만 이전보다 훨씬 많은 환자에게 방사선 치료가 실시되었다.

일본의 이상한 의료

최근에는 입자선치료 등 일정한 부위에 고정밀도 조사를 하는 방법 등이 각광을 받고 있기도 하다. 그러나 세상에는 뜻대로는 안 되는 듯 이번에는 방사선 치료의 과잉문제가 제기되었다.

오해가 없도록 하기 위해 설명하면 설암, 자궁경부암 등 방사선 치료의 좋은 대상이 되는 분야에서는 수술이 실시되어버리는 것이 문제이지 방사선 치료를 실시하는 것의 과잉은 문제가 되지 않는다.

과잉이 문제가 되는 첫 번째는 일본에 너무 많은 입자선 조사장치가 설치되어 있다는 것이다. 중립자선이나 양자선이 무의미하다고는 생각하지 않지만 치료대상의 대부분은 통상의 방사선 치료장치로 충분하며 매스컴에서 다루는 것보다 역할은 훨씬 한정적이다.

일본은 의료 면에서는 특수한 국가로 CT도 전 세계 장치의 3분의 1이 일본에 있다. 그것과 같은 문제가 입자선장치에도 있어 의료자원의 낭비이다.

방사선 치료가 과잉이라는 두 번째 의미는 치료하지 않아도 좋은 암을 치료하게 되었다는 것이다.

그 전형은 PSA검사로 발견되는 전립선암이다. 이 책을 여기까지 읽은 분은 이 말의 의미를 알 수 있을 것이다. 다만 어려운 것은 방사선 치료를 거절하면 수술이 실시되어버리는 것으로 합병증이나 후유증은 일반적으로 수술이 훨씬 크다.

한편 유방의 유관내암도 전술한 바와 같이 양성질환이므로 치료는 불필요하다.

그런데 유관내암에 고정밀도 방사선 치료의 일종인 핀포인트 조사를 권하는 방사선 치료의가 출현하여 경악했다(설령 백 보 양보해서 방사선 치료가 타당하다고 하더라도 암의 존재범위가 불명확해서 핀포인트 조사를 할 수가 없다. 돈벌이가 목적이라고 생각하지 않으면 이해하기 어렵다). 이 치료의는 지식도 있어서 장래가 촉망되었는데 정말 안타까워서 견딜 수가 없었다.

과잉문제의 세 번째는 일부의 암에서 방사선 치료의 방법이나 선량이 점점 위험한 영역으로 들어선 것이다. 이것도 PSA로 발견된 전립선암이 전형이다.

좀더 설명하면 전립선암을 방사선으로 치료한 경우 PSA수치는 일단 낮아지는데 종종 재상승하여 재발로 간주된다. 그래서 재상승 빈도를 낮추기 위해서 한 번에 조사하는 선량을 늘리거나 혹은 조사 횟수를 늘리는 경우가 있다는 것이다. 방사선 치료의도 심리적으로는 수술의 확대화를 도모하는 외과의와 마찬가지이다.

그러나 한 번에 조사하는 선량이나 조사 횟수를 늘리는 것은 미지의 영역이다. 방사선의 후유증의 전모가 나타나는 것은 치료 후 10년, 20년이 지나서부터이다.

그렇기 때문에 종래부터 사용되어서 후유증의 정도나 빈도가 확인된 조사방법을 간단히 변경해서는 안 된다. 전술한 바와 같이 대학병원에서 모험적인 방사선 치료를 해서 인공항문이나 인공방광을 부착한 사례는 일어날 일이 발생한 사고라고 할 수 있다. 이 사례를 상담하러 온 변호사에게는 소송가능하다고 말했는데 그 후의 경위는 불명이다.

　마지막으로 왜 방사선 치료 후 PSA수치의 재상승이 많은지 좀더 설명하기로 한다.

　사실 방사선은 암의 악성도가 높을수록 치료효과가 높고 재발률도 낮아진다. 따라서 장기전이가 있는 '진짜암'은 원발병소나 전이부위도 방사선 치료가 잘 들것이다(치료하는 의미가 있는지 여부는 별도의 문제).

　이에 대해 PSA발견암이나 유관내암과 같은 '가짜암'은 방사선 치료와의 관계에서는 정상조직과 마찬가지로 조사하더라도 사멸효과는 낮다. 방사선 치료가 정상조직의 구조나 기능을 보존할 수 있는 범위 내의 선량밖에 조사하지 않는 이상 성질이 정상조직과 똑같은 가짜암이 보존되는 것은 당연한 것이다. PSA발견암은 대부분이 가짜암이므로 방사선 치료 후도 (보존되어) PSA 재상승이 많다는 것이다.

　그런데도 가짜암을 사멸시키려고 선량을 올리는 것은 정상조직도 사멸시키는 선량 영역에 발을 들여놓는 것을 의미하는 것이다.

제7장

전이와 재발

▼

범인은 유전자 프로그램이
생성하는 단백질

침윤·전이의 메커니즘

 '가짜암'의 중요한 성질로서 장기전이가 없다는 점을 들 수 있다. 그러나 가짜암 중에는 주위 조직에 침윤(침입)하는 '침윤암'도 많다. 침윤하는데 전이가 없다. 그 이유를 생각하는 것은 가짜암을 이해하기 위해서는 필수이다.
 이 장에서는 침윤과 전이가 발생하는 메커니즘을 검토하고 림프절 전이가 있는데도 장기전이가 발생하지 않는 경우가 많은 것은 어째서인지 어렵게 수술했는데 왜 재발하는지 등 있을 법한 의문의 해소를 목표로 한다.

 정상적인 장기의 표면은 상피나 점막으로 덮여 있다. 그것들을 현미경으로 자세히 살펴보면 상피세포나 점막세포가 '기저막基底膜'이라는 무구조의 막에 의해 둘러싸여 있는 것을 알 수 있다. 암세포는 이들 표면세포에서 발생하는데 기저막을 넘는 것과 넘지 못하는 것으로 나뉜다.

그리고 기저막을 넘어서 주위 조직(간질間質이라고 한다)에 침입한 것이 '침윤암', 넘지 못하는 것이 '비침윤암'이다. 비침윤암은 발생장기에 따라 '점막내암', '상피내암', '유관내암' 등으로 명칭이 나뉜다(〈그림 10〉 참조).

이와 같이 암은 침윤암과 비침윤암으로 나뉜다.

암세포는 왜 기저막을 넘거나 혹은 넘지 못하는가? 암세포가 기저막을 넘기 위해서는 특수한 능력을 필요로 하기 때문이다.

그 능력의 본체는 단백질로 암세포가 어떤 종류의 단백질을 갖추고 있을 때 기저막을 녹여서 구멍을 내고 주위 조직인 간질로 침입할 수가 있다.

〈그림 10〉 암 침윤의 과정도

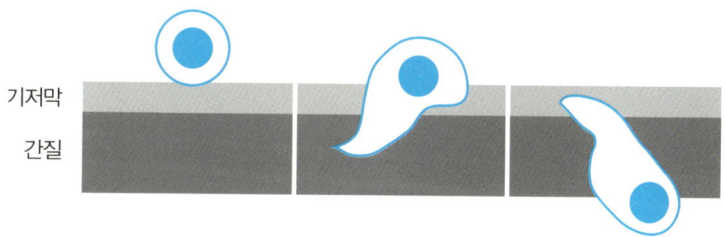

주: 공기에 접촉하는 부분을 외부라고 하면 암세포는 외부로부터 내부를 향해서 침윤한다. 그것을 나타낸 것이다.

그러면 이 단백질은 어디에서 오는가?

전술한 바와 같이 암세포는 정상세포와 똑같은 (2만 개 이상으로 이루어지는) 유전자 세트를 갖고 있다. 그리고 정상세포나 암세포도 특정 유전자를 작용하게 하거나 혹은 작용하지 않도록 하는 고유의 프로그램을 갖고 있어 어떤 유전가가 작용하면 그것에 대응하는 단백질이 만들어진다.

기저막을 녹이는 단백질을 만드는 유전자도 원래 암세포 속에 구비되어 있었고, 그 유전자가 작용하도록 프로그램이 조직되어 있는 경우에만 단백질이 생성되는 것이다.

바꾸어 말하면 기저막은 암세포의 침윤을 막는 방벽으로서 기능하고 있다.

방벽을 넘을 수 있는 것은 특수한 단백질을 생성할 수 있는 세포뿐이지만 기저막은 복수의 물질로 구성되어 있기 때문에 녹이는 단백질도 복수가 필요하다. 그리고 단백질 생성을 명령하는 유전자 프로그램은 제1장의 신경아세포종에서 본 것처럼 동일성을 유지한 채로 차세대 세포로 승계되어 간다.

그렇다고 한다면 발생초기에 기저막을 넘지 못했던 암세포는 그 후 몇 세대가 지나도 기저막을 넘지 못하게 될 것이다. 이것이 제4장에서 본 것처럼 비침윤암을 방치하더라도 비침윤암인 채로 머무는 이유이다.

그런데 암세포가 기저막을 넘더라도 조직 깊숙이 침입을 계속하는 데는 수많은 방벽이 있다. 먼저 기저막의 바로 바깥으로 이어지는 결합조직으로 이루어진 간질 사이를 지나갈 필요가 있다. 그리고 결합조직은 여러 가지 물질로 구성되어 있어서 암세포가 그 사이를 지나가기 위해서는 그 각각의 물질을 녹이는 효소(단백질)를 생산하도록 프로그램 되어 있을 필요가 있다. 즉 결합조직이 일종의 방벽이 되는 것이다.

그리고 이들 결합조직 앞에 또 방벽이 있다.

유방암을 예로 들면 유관상피에 발생한 암세포가 유관을 둘러싼 기저막을 넘어서 결합조직 속을 지나갈 수 있는 능력을 갖추고 있다면 유선조직이나 지방조직 속에 퍼질 수는 있지만 나아가 피부나 근육에 침입하는 것은 드물다. 예를 들면 근육은 그 주위를 근막이 둘러싸고 있어서 이것이 방벽 역할을 하는 것이다.

이렇기 때문에 근막을 넘기 위해서는 기저막을 넘어서 주변 조직 속을 이동하는 경우와는 다른 단백질을 필요로 한다고 생각된다(또한, 유선조직이나 지방조직 속에 퍼진다고는 하지만 대부분의 침윤암은 국한되어 있어서 유방온존요법이 가능하게 된다).

한편 유방암이 피부에 침윤해서 넓게 지도를 그리듯이 퍼지면 침윤부분의 피부는 붉게 변하여 염증성 유방암이라고 불린다. 염증성 유방암의 경우 십중팔구 이상의 확률로 장기전이가 있다. 이것은 피부에 침윤하는 능력(단백질)과 장기전이를 일으키는 능력(단백질)에 공통성이 있기 때문일 것이다(또한 유방 전체가 핑크색으로 골고루 물드는 것은 염증성 유방암이 아니라, 양성의 염증이 많다).

그 밖에 방벽으로서 작용하는 것이 무엇인가 떠올려보면 흉막, 복막, 혈관벽 등을 생각할 수 있다. 기저막 밖으로 나온 암세포가 혈관 안으로 파고들기 위해서는 혈관벽의 일부를 파괴해서 구멍을 내는 것이 필요하며 이를 위해서는 역시 특별한 단백질을 필요로 한다. 이것이 침윤능력이 있더라도 전이능력이 있다고는 할 수 없는 이유의 하나이다.

실제로 장기전이가 성립되기 위해서는 암세포가 혈관 내에 파고드는 것만으로는 충분하지 않다. 전이 표적이 되는 장기의 혈관벽에 달라붙을 필요가 있고 거기에는 다른 특수한 물질을 필요로 하는 것 같다. 즉 표적 장기의 혈관벽에 어떤 물질이 존재해서 암세포가 그 물질에 적합한 (다른) 물질을 갖고 있는 경우에 혈관벽에 달라붙을 수가 있을 것이다.

그리고 암세포가 혈관벽에 달라붙으면 벽을 녹여서 표적 장기의 조직 내로 침입하는 것이다. 이른바 '열쇠'와 '열쇠구멍'의 관계이다. 표적 장기의 혈관벽에 '열쇠구멍 물질'이 갖춰져 있고 암세포도 '열쇠 물질'을 갖고 있다면 혈관벽의 문이 열리는 것이다.

이들 혈관 내로의 침입과 다른 장기에서의 혈관 밖으로의 탈출을 아주 간단하게 하는 정상세포가 있다. 그것은 바로 백혈구이다. 백혈구는 하나하나가 조직 속을 자유로이 유영하듯이 이동할 수 있어 혈관에도 출입이 자유롭다.

암세포가 침윤·전이하는 모습과 똑같다. 백혈구는 모든 세포가 침윤·전이에 필요한 단백질을 생성할 수 있는 유전자가 프로그램 되어 있다. 뭔가의 이유에서 그 프로그램을 재현한 암세포가 침윤·전이가능하게 되는 것이다.

장기전이와 림프절 전이의 관계

그런데 전이에는 장기전이와 림프절 전이가 있다. 림프절 전이란 통상은 폐암의 경우는 폐의 입구 부근, 유방암의 경우는 겨드랑이 아래 등 암 원발장기 주변의 림프절로의 전이를 가리킨다.

장기전이는 (숙주가 심근경색 등 다른 질병으로 죽지 않는 한) 거의 예외 없이 숙주의 사인이 된다. 이에 대해 림프절 전이가 있더라도 곧바로 죽음의 운명이 다가오는 것이 아니라 장기전이가 출현하지 않는 사람이 많다. 즉 림프절 전이가 곧 (=) 장기전이는 아니다. 그러나 한편으로 림프절 전이가 있으면 장기전이가 출현하는 비율이 높아지는 것도 사실이다.

림프절 전이와 장기전이의 관계를 좀 더 생각해보도록 하자.

이전에 림프절은 암세포가 장기를 목표로 발진하기 위한 중계기지라고 생각되었다. 암세포가 림프절에 도착한 후 잠시 체류하면서 힘을 비축하여 (즉, 증식해서) 서서히 표적 장기를 목표로 출발한다는 이미지이다. 이 생각에 따르면 전이하는 암세포는 먼저 림프관에 들어가며 혈관 내에 직접 파고드는 것은 아니라는 것이다.

또한 암세포가 림프절에 머무는 시기가 있기 때문에 그 사이에 림프절을 확청(통째로 절제)하면 장기전이를 방지하게 되는 것이다.

그래서 위암, 유방암, 폐암, 식도암, 대장암 등에서 확청범위의 확대가 시도되었다. 그러나 확청범위의 확대화가 장기전이를 감소시켰다는 증거는 얻지 못했다. 오히려 무작위비교시험(임상시험)에서 확대화에 의미가 없다는 것이 밝혀졌다(제6장 참조).

  그렇다고 한다면 림프절 전이와 장기전이의 관계는 다음과 같이 정리할 수 있을 것이다.

① 암세포는 혈관이나 림프관에도 침입한다.

    림프관은 점점 모여서 최후는 굵은 림프관이 되어 혈관으로 열려있기 때문에 암세포가 림프관에 들어가면 림프절에 머물지 않는 한 최후에는 혈류를 탄다. 그러나 암세포가 혈류를 타더라도 표적장기의 혈관벽에 달라붙기 위한 '열쇠 물질'이 없으면 장기전이가 발생하지 않는다. 그렇기 때문에 림프절 전이가 있더라도 장기전이가 없는 경우가 많이 발생한다.

② 림프절은 장기전이로의 중계기지는 아니지만 림프절 전이가 보이는 경우 림프관 내에 파고들 수 없는 암세포보다 장기전이가 성립할 가능성이 높다. 그런 의미에서 장기전이의 (일정한) 잣대가 된다.

③ 림프절이 중계기지가 아니기 때문에 아무리 확청하더라도 장기전이의 방지는 되지 않는다.

수술이 원인으로 일어나는 국소재발

다음으로 국소재발에 대해서 생각해보도록 하자. 국소재발이란 원발병소가 존재했던 부위의 근처에서 암병소가 출현한 경우를 말한다.

그리고 국소재발에는 두 가지 형태가 있다. 하나는 장기를 남겨서 치료한 경우의 재발이고, 다른 하나는 장기를 절제한 후 장기가 있었던 부근에서의 재발이다.

전자의 암 원발장기 내로의 재발은 유방온존요법 후의 유방 내 재발이 전형이다.

다만 유방 내 재발도 자세하게 들여다보면 두 가지로 나뉜다. 하나는 새로운 원발병소가 생기는 경우이다. 다른 하나는 암의 침윤범위를 알기 어려워서 절제범위가 충분하지 않아 남겨진 암세포가 증식해서 재발로 나타나는 경우이다.

어쨌든, 장기가 남아있기 때문에 다시 한 번 치료가능하므로 다시 온존요법을 시도하든가 아니면 유방전절제술을 하게 된다. 조기위암이나 조기대장암에서 위나 대장을 남긴 후에 재발한 경우도, 재치료가 가능하다.

가장 문제인 것은 장기를 절제한 후 장기가 있었던 부근에서의 재발이다. 이것도 국소재발이라고 하는데 발생하는 메커니즘은 두 가지로 나뉜다.

그 하나는 주위 조직으로 침윤한 암세포를 수술하면서 남긴 경우로, 후두암이나 인두암 등의 두경부암, 식도암, 자궁경부암 등에서 발생한다.

자궁경부암을 예로 들면 암이 경부에 머물면 1기인데 자궁을 지탱하는 인대에 파고들면 2B기가 된다. 인대는 골반벽에서 시작해서 자궁에 붙어서 자궁이 골반 중앙에 위치하도록 지지하고 있다(고령이 되어서 인대가 늘어나면 자궁 위치가 내려가서 질에서 나오는 경우가 있다).

그러나 인대는 조직이 성겨서 암에 대한 방벽이 될 만한 구조나 성질을 갖고 있지 않다. 암세포가 일단 인대 내로 침입하면 조직 내를 유영하는 것처럼 멀리까지 도달할 수 있다.

그런데 2B기에 수술을 하면 아무래도 인대의 중간을 절단하지 않을 수 없어서 남겨진 인대부분에 암세포도 남겨진다. 이것이 자궁전절제술 후에 골반벽 부근의 재발이 많은 이유의 하나이다. 그래서 영국 등에서는 2B기는 수술불능으로 다루고 있다(암을 완전히 제거하는 수술은 불가능하다는 의미).

하지만 일본에서는 산부인과의는 2B기의 자궁경부암 환자의 80퍼센트에 자궁전절제술을 하고 있다. 그러나 국소재발이 걱정되어 수술 후에 방사선 치료를 의뢰한다. 그 결과 수술만으로도 심한 합병증이나 후유증이 방사선에 의해 증폭된다.

그러므로 구미에서 하는 것처럼 2B기는 방사선 치료 단독으로 대처해야만 한다. 그렇게 한다면 생존성적은 수술과 같으며 합병증이나 후유증은 훨씬 작아진다.

수술 후에 방사선 치료가 필요하다고 판단되는 수술이라면 최초부터 방사선으로만 치료해야 한다는 것은 자궁경부암에 한정된 이야기는 아니다. 후두암 등의 두경부암이나 식도암도 암세포가 기저막을 뚫고 침윤한 경우, 주위 조직이 성겨서 방벽이 될 만한 구조나 성질이 아니기 때문에 역시 처음부터 방사선으로만 치료해야 한다.

장기가 있었던 부근에 재발이 발생하는 제2의 메커니즘은 전이가 국소재발로서 나타나는 경우이다. 매우 중요한 핵심이므로 유방암과 위암을 예로 구체적으로 설명한다.

유방암에서는 일찍이 할스테드수술이 표준치료였다. 원발장기인 유방은 물론 그것에 접한 흉근까지 통째로 절제하기 때문에 국소재발을 방지할 수 있을 것 같은데 실제로는 상흔(늑골 위에 남아 있는 피부)으로의 재발이 자주 나타난다.

게다가 할스테드수술의 경우 유방을 덮고 있던 피부는 유방과 함께 제거되어 다른 부위에서 이식되는 경우가 많다. 그런데 재발은 이식된 피부에도 나타난 것이다.

암세포의 부근에 있던 근육은 제거되고 피부는 다른 곳에서 이식되었는데도 피부에 재발한다. 그렇다면 이 암세포는 어디에서 온 것인가? 한편 할스테드수술 후의 국소재발은 간이나 폐 등으로의 전이를 수반하고 있으며 그 예외는 본 적도 들은 적도 없다. 그렇다고 한다면 다음과 같이 정리할 수 있을 것이다.

다른 곳에 장기전이가 있기 때문에 암세포는 혈류를 타고 전신을 돌고 있다. 그러나 각 장기에는 고유의 방벽이 있기 때문에 각각에 대응한 열쇠 물질을 갖고 있는 경우에만 그 장기에 전이할 수 있다.

그런데 근육을 제거한 위에 피부 이식된 손상을 받은 상흔은 조직의 저항력이 감퇴하여 각별한 열쇠 물질을 갖지 않은 암세포라도 착지·증식하기 쉽게 되어 있을 것이다. 한편 수술할 때 메스로 혈관이 분단되어 암세포가 혈관 바깥으로 솟아나오는 것도 생각할 수 있다. 그래서 할스테드수술 후의 상흔에 재발이 자주 나타났던 것이다.

이렇게 생각하면 장기전이가 없는 환자에서는 상흔재발이 보이지 않는 것도 설명할 수 있다(그렇다고 한다면 유방온존요법의 상흔에도 같은 현상이 발생할 가능성이 높다. 그러나 유방이 남아있기 때문에 통상의 수술에서 남겨진 것에 의한 국소재발과 구별할 수 없다).

요컨대 할스테드수술 후의 국소재발은 장기전이의 일환인 것이다.

종래의 의학교육에서는 암이 국소재발하면 장기전이의 확률이 높다고 가르쳤는데 그것은 발상이 반대이다. 앞으로는 전이가 있는데 수술을 하기 때문에 국소재발한다고 생각을 바꿀 필요가 있다.

위와 같은 것들은 유방암에만 해당하는 것일까? 아니, 다른 장기의 암수술에도 똑같이 적용할 수 있다. 위암, 식도암, 대장암, 폐암, 방광암 등에서는 확대수술을 하더라도 국소재발이 자주 발생하는데 이들 국소재발의 대부분은 장기전이를 수반하는 것이다. 확대수술에 의해 조직이 손상당해서 암에 대한 저항력이 약해져 혈류 중에 존재해 있던 암세포가 착지·증식한다고 생각하는 것은 충분히 합리적이다.

주목해야 하는 것은 '면역력'이 아니라 '저항력'

남은 문제는 암에 대한 (정상조직의) 저항력의 본체는 무엇인가 이다. 저항력이라고 하면 면역력을 떠올리는 독자도 많겠지만 다른 것이다. 면역은 이미 암세포에 패한 역사를 갖고 있다. 패하였기 때문이야말로 암세포가 증식해왔다는 것을 명심해야 한다(암과 면역에 대해서는 이겼다 졌다를 논하는 것 자체가 부적절할지도 모른다).

그래서 저항력의 본체로서는 전술한 기저막, 근막 등의 막이나 혈관벽 등을 상정할 수 있다. 예를 들면 혈류 중에 암세포가 있는 경우에는 수술할 때 메스로 혈관이 절단되어 암세포가 근처에 살포되는 현상이 반드시 발생할 것이다.

한편 숙주의 영양상태도 암에 대한 저항력에 중대한 영향을 미친다. 통계를 보면 외견상 약간 통통하다고 느껴지는 사람보다도 확실히 깡마른 사람이 암 사망률이 높다. 또한 혈중콜레스테롤 수치가 기준치를 넘는 사람에 비해 기준치를 밑돌면 밑돌수록 암 사망률이 높아진다.

콜레스테롤은 각종 막의 중요한 구성성분이어서 혈중콜레스테롤 수치가 낮아지면 막의 강도가 떨어져 암에 대한 저항력이 약해진다는 메커니즘을 생각할 수 있다. 더욱이 콜레스테롤뿐만 아니라 신체의 다른 구성성분도 암에 대한 저항력을 규정하고 있을 것이다.

이러한 의미에서 암환자가 식사요법으로 다이어트를 하려는 것은 매우 위험하다.

수술로 암이 '화'를 낸다!

수술이 국소재발을 일으키는 다른 경우로서 위암수술을 검토해 보자.

1993년 9월, 당시 큰 인기를 누리던 TV사회자 이쓰미 마사타카 逸見政孝 씨가 기자회견을 하면서 위암이 재발했기 때문에 재수술을 받을 예정이라는 것을 고백하여 세간의 주목을 받았다. 그러나 재수술 후 곧바로 재발하여 재수술로부터 3개월 만에 사망하였다. 재수술의 타당성을 둘러싸고 논쟁이 일어났지만 첫 번째의 수술도 문제였다.

첫 번째 수술은 1993년 2월, 도쿄 도 미나토港 구 모토아카사카 元赤坂의 마에다前田외과병원에서 실시되었다. 조기위암이라는 진단으로 개복하였더니 스키러스암(경암硬癌)이라는 성질이 나쁜 타입이고 위와는 다른 장소에 복막전이 병소가 하나 존재했었다.

복막은 장기로 분류되지는 않지만 위암의 복막전이는 폐나 간 등으로의 전이와 마찬가지로 그것이 있으면 환자가 치유되지 못하므로 치료상은 장기전이와 같은 의미이다.

이 경우에 장기절제술을 하면 어떻게 되는가? 먼저 복막의 구조를 염두에 두자.

복막은 위, 소장, 대장, 간 등 모든 장기의 바깥에 있고 장기를 덮고 있는 얇은 막이다. 복막의 중요한 기능은 장기끼리 달라붙지 않도록 하는 것으로 표면은 미끈미끈하다. 만약에 복막이 존재하지 않으면 장기끼리 유착하여 장의 폐색증상이 발생하는 등 매우 위험하다. 그리고 복막에 둘러싸여 있는 것처럼 존재하는 틈(공간)이 '복강腹腔'이다.

복강을 이해하려면 하나가 수 미터나 되는 큰 주머니를 상상하면 된다. 이 주머니는 입구가 닫혀있지만 물이나 공기를 넣으면 그만큼 부풀어 오르게 되어 있다.

이 주머니의 바깥을 장기에 붙이면 주머니는 복잡한 모양으로 접혀지지만 역시 하나의 공간을 갖고 있다. 이것이 복강으로 건강한 사람에서는 그 안에 소량의 '복수腹水'가 존재한다. 암이나 간경변으로 다량의 복수가 보이는 경우 물은 복강에 차 있는 것이다. 그리고 개복수술을 했을 때 외과의가 복막으로서 손으로 만지는 것은 주머니 안쪽에 해당하는 부분이다.

그러면 복막전이는 어떻게 발생하는 것인가? 위암의 경우에는 점막에서 발생한 암세포가 점막하층, 근층을 통해서 복막에 이른다. 이들 세포 가운데는 복강에 굴러 떨어지는 세포가 발생하여 정상이라도 소량 존재하는 복수 안을 떠다니게 된다.

그러나 다른 부위의 복막에 붙어서 증식하기 위해서는 약간 특수한 능력을 필요로 하는 것 같다.

그러한 이유의 하나는 수술시에 복막전이를 인정하는 경우, 그 수는 수백, 수천, 수만으로 가지각색이며 이쓰미 씨와 같이 한 개라는 경우도 있어서 여기서도 열쇠 물질과 열쇠구멍 물질의 관계가 나타나는 것이다.

다른 하나는 복막에 빽빽이 전이가 존재하더라도 그것만으로는 증상은 의외로 가벼워 장폐색도 그다지 나타나지 않는다(장폐색이 자주 발생하는 것은 수술 후).

즉 자연상태에서는 전이병소는 복막의 안쪽으로 성장하는 힘은 약한 것 같다.

그런데 수술로 배를 가르면 어떻게 되는가?

이쓰미 씨의 경우에는 전술한 바와 같이 첫 번째 수술시의 복막전이는 하나였으나 재수술시에는 절제한 것만으로도 22개소였다. 그 가운데 하나는, 첫 번째 수술의 개복 상처를 따라서 발생했으며 12×5센티미터나 되는 크기였다. 이것은 복막전이가 존재하는 경우, 개복하는 것만으로도 그 상처를 따라 재발이 발생하여 병세가 악화되는 것을 나타내고 있다.

그런데도 도쿄여자의대의 외과교수는 다시 절제술을 감행하여 전술한 22개소의 복막병소 외에 (첫 번째 수술에서 절제하지 않았던) 남은 위, 췌장의 절반, 비장, 상행결장에서 하행결장까지, 소장의 일부 등을 절제하여 절제장기의 총중량은 3킬로그램에 달하였다. 그러나 재수술 후 곧바로 다시 재발하였고 장폐색증상도 나타나 한 번도 집으로 돌아가지 못한 채 재수술 후 3개월 만에 사망하였던 것이다.

의학계에는 '암이 화를 낸다'는 말이나 암이 공기에 접하면 폭발적으로 진행하는 경우가 있다는 말이 전해지고 있다. 여기에는 말하기 뭣하지만 오해가 있다.

왜냐하면 암세포의 성질은 유전자프로그램에 의해 결정되므로 메스가 들어간다고 해서 프로그램 내용이 바뀔 리가 없기 때문이다.

결국 바뀌는 것은 정상조직의 저항력으로 복막이 암세포에 대한 방벽의 역할을 하고 있을 때 복막을 잘라 여는 것은 도둑이 높은 담을 넘지 못하는데 벽을 허물어 주는 것과 마찬가지이다. 복막의 안쪽까지 도달한 암세포는 유유히 증식할 수 있어서 장폐색을 일으키는 것이다.

'공기에 접촉한다'는 것은 이쓰미 씨의 사례에서는 개복만 하고 (복막전이가 있기 때문에) 수술을 중지하더라도 개복한 상처에 재발이 발생하였을 것이므로 그것을 떠올리면 좋을 것이다.

수술하면 1, 2년, 하지 않으면 10년 생존

전술한 것은 복막전이가 종종 나타나는 대장암, 췌장암, 난소암 등에도 해당된다.

그러면 환자·가족은 어떻게 행동해야 좋은가?

참고로 저자가 평소 진료실에서 설명하는 내용을 예로 들겠다. 구체적인 사례를 상정하는 편이 정확하므로 어느 위암환자를 예로 들기로 한다.

1999년 11월, 당시 62세의 남성이 조기위암이라는 진단으로 위절제술을 권유받고 저자의 외래를 찾아왔다. 정밀검사 결과 조기위암이기는 하지만 점막하층까지 퍼져있고 직경은 5센티미터, 생검에서는 '미분화암'(암세포가 정상상피의 모습을 띠며 분화하는 것이 '편평상피암扁平上皮癌', '선암腺癌' 등의 '분화암分化癌'이며, 분화하지 않은 것이 '미분화암未化癌')으로 진단되었다.

위의 미분화암 가운데는 성질이 온순한 것도 포함되지만 한편으로 성질이 나쁜 암인 스키러스암은 미분화암이다. 이 환자는 얼핏 조기위암이지만 스키러스암의 전신일 가능성이 높다고 생각했다.

검사결과가 전부 나왔을 때 저자는 설명을 시작했다. 그 내용을 전부 기억하고 있었던 것은 아니지만 통상 진료가 끝날 때까지 환자가 다음과 같은 핵심을 이해할 수 있도록 배려하고 있다.

"조기위암으로 점막하층에 머물고 있다는 진단이다. 다만 암이 어디까지 퍼져있는지는 판정할 수 없으며 스키러스암의 일보 직전의 가능성도 있다.

어느 병원에서도 수술을 권할 것이다. 그러나 수술이 타당한지는 다른 문제이다. 먼저 수술하는 경우를 생각해보자.

당신은 위의 부분절제가 되겠지만 개복해서 암이 예상 이상으로 퍼져있을 경우에는 전절제가 된다.

수술의 합병증이나 후유증은 저자의 책을 읽었던 것 같은데 모르는 것이 있으면 질문하기 바란다.

위의 스키러스암은 성질이 나쁘다고 하지만 혈류를 매개로 한 전이경향은 낮고 대부분의 경우 사인은 복막전이이다.

만약 복막에 퍼져있다면 수술하면 수명은 확실히 단축된다. 이쓰미 씨와 같이 1년 이내의 가능성도 높고 5년 생존한 사람은 1퍼센트 정도일 것이다.

다음으로 수술하지 않는 경우인데 암세포가 복막에 퍼지지 않은 경우에는 방치하더라도 복막에 전이할 수 없으며 천수를 누릴 수 있는 가능성이 있다.

복막에 퍼진 경우에도 곧바로 사망하는 일은 없다. 증상이 없는 현재의 상태가 아마 몇 년이나 계속될 것이다. 3년, 5년이나 생존한 사람도 있다. 그러나 당신의 구체적인 여명은 불명이다.

이러한 경우 지금부터 1년 사이에 사망할 가능성이 어느 정도 있는가를 생각하여 1년간 생존할 수 있다면 다음 1년의 예상을 세우는 것이 좋을 것이다. 당신의 경우에는 방치하더라도 지금부터 1년 안에 사망할 가능성은 제로이다.

1년 이내에 사망할 가능성이 발생하는 것은 위절제술을 한 경우와 항암제 치료를 한 경우뿐이다.

위는 방사선 감수성이 높은 장기여서 방사선 치료로 병세가 매우 무거운 합병증이 발생할 가능성이 있다. 처치해야 할 증상이 없는 당신의 현재 상태에서는 방사선 치료는 권유할 수 없다. 더욱 암이 증대해서 폐색증상 등이 발생한다면 방사선 치료가 타당한 경우도 있을 수 있다."

설명이 끝난 후 "일을 이대로 계속하고 싶다", "상태를 지켜보고 싶다"는 희망에 따라 반년에 한 번씩 검사나 진료를 하게 되었다. 원발병소는 점점 진행되어 2001년 4월의 검사에서는 분명히 근층에 퍼져있다는 진단이었다.

그래도 본인은 수술을 희망하지 않아 저자도 수술을 권하지 않았고 2002년 10월에는 복막에 퍼져 있을 가능성이 있다고 진단되었고 2006년 9월에는 복막에 퍼져있다고 진단되었다. 그렇지만 건강했다.

그런데 초진시부터 약 9년이 지난 2008년 9월에 대변이 가늘어졌다는 호소가 있었다. 아마 복막전이가 대장 주위에 파고들어서 내강內腔을 좁혔다고 생각되었다. 그대로 상태를 지켜보았더니 2009년 1월에는 몸 상태가 나쁘다, 식욕이 줄었다, 변통便通이 좋지 않다, 가끔 하복부가 아프다는 등의 호소가 있었다. 전부 복막전이로 설명할 수 있는데 근본적인 치료가 없어서, 설사 등 대증요법을 했다.

기력은 천천히 떨어져 갔다. 그러나 일은 계속해서 경영하던 회사도 8월에 다른 사람에게 무사히 넘겼다. 그리고 10월에 근처의 병원에 입원하였다. 환자의 아들 이야기로는 최후까지 의식이 또렷했는데 폐에 물이 차서 호흡이 어려워 마약의 증량을 원해 (증량하면 안락사 할 수 있다) 2009년 10월 18일에 사망하였다고 한다. 향년 72세였다.

이분의 경과에 대해 두 가지 점만 지적하기로 한다. 경과로 봐서 초진시부터 복막전이가 있었다고 생각하는 것이 타당하며 수술했더라면 1, 2년의 수명이었을 것이다. 그것이 10년이나 살 수 있었다.

또 하나는 복막전이에 의한 증상이 출현하였지만 식사도 가능하였다. 먹은 것을 토하거나 그것을 경감시키기 위해 코에서 장까지 튜브를 집어넣는 등 수술 후에 발생하는 장폐색증상과는 천양지차이다.

위암의 위절제술에는 득이 되는 것은 하나도 없는 것 같다고 새삼 실감할 뿐이다.

제8장

장기전이와 국소재발

▼

이때 환자는
무엇을 선택해야 하는가?

건강유지의 열쇠가 되는 '아포토시스'

전술한 바와 같이 암은 장기전이가 있든지 없든지 둘 중에 하나이다. 따라서 암을 장기전이가 있는 '진짜암'과 장기전이가 없는 '가짜암'으로 나누는 것 자체는 자연스럽다.

그러나 가짜암 이론은 그와 같은 당연한 것을 주장하는 것은 아니다. 가짜암 이론의 핵심은 발견된 시점에서 (신체의 어디에도) 장기전이가 없는 암은 그 후 방치하더라도 전이가 발생하지 않는다고 주장한 점에 있는 것이다. 이 주장의 옳고 그름을 판단하는 데는 장기전이가 언제 발생하는(성립하는)가를 검증할 필요가 있다.

암은 크기가 증대함에 따라 전이확률이 증대한다는 생각이 있다. 암세포 수가 백 개밖에 없는 경우보다 백만 개인 경우가 전이세포의 출현 확률이 높아질 것 같은 기분이 드는 것은 틀림없다. 그러나 아무리 태양이 지구 주위를 도는 것처럼 보이더라도 실제로는 지구가 태양의 주위를 돌고 있는 것과 마찬가지로 이론적으로 생각하는 것이 무엇보다 중요하다.

암세포 수가 증대함에 따라 전이확률이 증대한다는 설은 전이능력이 없는 암세포(즉 가짜암세포)는 유전자가 불안정한 상태에 있어 특히 세포분열시에 유전자의 돌연변이가 빈번하게 발생한다. 그래서 분열 횟수가 늘어나면 (가짜암세포 수가 증대하면) 전이능력을 획득한 세포도 발생한다는 것 같다.

그러나 이 설에는 몇 가지 문제점이 있다.

첫 번째는 유전자 돌연변이는 암세포의 전매특허가 아니라 정상세포에서도 세포분열시에는 다수의 돌연변이가 발생한다. 그렇기 때문에 세포분열과 더불어 전이능력을 획득할 가능성이 높아지는 것은 가짜암세포뿐만 아니라, 정상세포도 마찬가지라고 생각된다. 이전에 저자는《암과 싸우지 마라》제9장에서, 정상세포도 갑자기 전이능력을 획득해서 (진짜) 암세포로 전화轉化할 가능성을 지적했는데 최근의 연구에서 그렇게 해서 발생하는 (진짜) 암세포의 존재가 밝혀졌다(New England Journal of Medicine, 2009; 360: 297).

'원발불명암'이라는 것이 있다. 암의 전이병소가 발견되었는데 아무리 조사해도 원발병소를 발견할 수 없는 경우이다. 사후, 해부에서 작은 원발병소를 발견하는 경우도 있지만 끝까지 불명인 경우도 적지 않다. 그러한 이유로서 발생한 암세포가 분열하자마자 전이해서 원발병소에 남는 세포가 거의 없다고 하는 가능성도 있을 것이다.

그러면 가짜암세포와 정상세포 사이에는 어느 것이 전이능력을 획득하기 쉬운가?

앞의 설에서는 분열횟수가 중요한 열쇠를 쥐고 있다. 가짜암세포는 수년에서 수십 년에 걸쳐서 기껏해야 수 그램 내지 수백 그램의 크기로 되는데 그것에 대응하는 횟수의 세포분열이 있다고 생각된다.

이에 대해 정상세포는 분열이 왕성한 소화관의 세포를 보면 보통 체격의 사람은 '매년 40킬로그램'의 새로운 세포를 산출産出한다고 한다(로버트 G. 매킨넬,《암의 세포생물학》, 의학서원, 제1장). 즉, 가짜암세포에 비해 수백 배 내지 수만 배나 세포분열이 왕성하다는 것이다.

이 정도로 분열횟수에 차이가 나면 가짜암세포보다도 정상세포가 전이능력을 획득할 확률이 훨씬 높지 않은가? 가짜암세포도 비교적 간단히 전이능력을 획득한다는 설에서 보면 정상세포는 더욱 간단히 전이능력을 획득할 것이므로 그렇다고 한다면 대부분의 사람에게 소화관의 '진짜암'이 (정상세포에서) 발생하더라도 전혀 이상할 것이 없을 것이다.

그런데 실제로는 위, 대장 등의 소화관 암에 의한 사망(즉 진짜암에 의한 사망)은 전체 국민 사망의 10퍼센트도 되지 않는다.

원래 만약에 돌연변이가 가짜암세포의 전매특허라고 하더라도 인간의 세포는 돌연변이에 저항하는 힘을 갖추고 있다. 신경아세포종에서 설명한 바와 같이 한번 만들어진 유전자 프로그램은 강고強固해서 차세대 이후로 상당히 정확히 계승되는 것 같다.

만약에 신경아세포종에서도 돌연변이가 빈번하게 발생하고 있다고 한다면 그것은 세포의 자연적인 죽음(아포토시스)을 가져오는 방아쉬가 될 것이다. 성인의 암에서도 돌연변이에 의해 그때까지 작용하지 않았던 전이 관련 유전자가 작용하기 시작한 순간에 그 세포가 자연사하기 위한 프로그램이 작동한다고 생각할 수 있다.

이와 같은 아포토시스가 인간의 체내에 (암이라고는 한정하지 않는) 기이한 세포가 증식하지 않도록 하는 중요한 조직이며 개개인이 건강을 유지하면서 장수를 구가하기 위한 열쇠가 되고 있다고 생각된다.

한편 전이가 출현하는 시기도 장기전이가 이른 시기에 발생한다는 증거의 하나가 된다. 고형암의 치료에서 치유되었는지 여부를 측정하는 잣대로서 자주 '5년 생존율'을 이용하는데 이것은 장기전이가 조기에 출현한다는 것을 의미하고 있다.

즉 장기전이는 통상 치료 후 2~3년 이내에 출현하고 출현 후 2~3년 이내에 숙주가 사망하므로 5년간 생존한 사람은 (암이 남아 있는지 여부를 조사하지 않아도) 치유되었다고 간주한다는 것이다.

'좀 더 일찍 발견했다면'은 부질없는 것

일반인들은 가족이나 친구나 지인이 암이 전이되어 손쓸 수 없다고 들으면 좀 더 일찍 발견했더라면 정기검사를 받았더라면 하고 탄식할 것이다. 그러나 전술한 바에서 알 수 있는 것처럼 그런 생각은 잘못된 것이다.

즉 암이 손쓸 수 없다고 판명하는 것은 장기전이가 발견되었기 때문인데 검사로 발견될 정도의 크기가 되어 있다는 것은 원발병소가 아주 작은 시기에 이미 전이가 성립되었다는 것의 증거인 것이다.

또한 원발병소 치료시에는 전이가 분명하지 않더라도 전이가 일찍 출현하는 것에서 볼 때 원발병소를 치료했을 때는 이미 전이병소의 암세포는 상당한 수가 되어 있었다고 추정할 수 있다.

예를 들면 1밀리미터 크기의 전이병소는 발견불능인데 암세포의 직경은 10미크론(1미크론은 1밀리미터의 1,000분의 1) 정도이므로, 1밀리미터의 전이병소에는 암세포가 백만 개 정도나 포함되어 있다. 하나의 세포가 백만 개로 되기 위해서는 원발병소가 아주 작은 시기에 전이가 성립되어 있을 필요가 있는 것이다.

원발병소와 전이병소가 동시에 존재하는 경우에는 크기의 비교를 통해 전이시기를 추정할 수 있다. 암세포는 2분열을 반복하여 1개가 2개, 2개가 4개, 4개가 8개로 기하급수적으로 늘어간다. 원발병소에서나 전이병소에서도 기하급수로 증가하므로 비례계산이 가능하다. 여기서 앞 장에서 살펴본 이쓰미 씨의 사례를 예로 전이시기를 계산해보도록 하자.

이쓰미 씨의 첫 번째 수술시, 복막전이병소는 직경 2밀리미터였다고 발표되었다. 이에 대해 원발병소의 크기는 공표되지 않았는데 발견시에 조기암으로 착각할 정도였기 때문에 최대 5센티미터 정도로 가정한다.

한편 암세포 1개의 직경은 10미크론으로 이것이 자라서 2밀리미터가 되었던 것이다. 여기서 비례계산을 하면 전이성립시의 원발병소의 크기는 250미크론(1밀리미터의 4분의 1)이다. 원발병소가 이 크기에서는 어떤 검사를 하더라도 발견불능이다.

저자가 진료하던 중에도 유방암 원발병소를 방치·관찰하던 사이에 장기전이가 출현한 사람이 여러 명 있었다. 비례계산을 하였더니 역시 원발병소가 발견될 수 있는 크기로 자라기 훨씬 전에 이미 전이가 성립하였던 것이다.

전이는 언제 일어나는가?

그러면 원발병소가 발견가능한 크기로 될 때까지 전이가 없었는데 그 후 원발병소를 방치하는 동안에 전이가 새로 성립하는 경우는 정말로 없는 것인가?

이 점에 관한 실증적인 연구가 있다. 큰 유방암 덩어리의 수술이 흔했던 시대에 원발병소가 자라는 것을 관찰하고 같은 환자에게서 폐전이 병소가 크게 자라는 것도 관찰한 66개의 사례를 모은 연구이다.

이 경우, 원발병소가 절제된 후에 전이병소가 출현하였기 때문에 전술한 바와 같은 비례계산을 할 수 없다. 그러나 원발병소와 전이병소의 증대속도가 각각 실측되어 있기 때문에 언제 전이가 성립되었는지 계산할 수 있다.

그 결과 원발병소가 0.1밀리미터 크기 정도에 전이시기의 절정이 있고 대부분의 환자는 병소가 1밀리미터 이하 때에 전이되었다

(《암임상》, 1981; 27: 793). 이들 환자에게서는 원발병소 발견 후 (성장속도를 측정할 수 있을 정도로) 원발병소가 크게 자랄 때까지 수술하지 않았기 때문에 원발병소가 발견가능해진 뒤 한동안 방치하였던 것인데 전이는 방치기간 중에 발생한 것은 아니었다.

원발병소를 방치한다면 그때까지 존재하지 않았던 장기전이가 새로 발생하는가 하는 문제에 관해서는 무작위비교시험(임상시험)의 결과도 참고가 된다. 그 하나는 암검진에 관한 임상시험 결과이다.

제3장에서 소개한 폐암검진에 관한 메이요병원에서의 임상시험은 최초의 보고가 1986년에 있었는데 연구자들은 기특하게도 그 후도 경과관찰을 계속해서 20년 후에 그 결과를 보고하였다.

전제로서 이 임상시험에서는 방치그룹보다도 검진그룹에서 다수의 폐암환자가 발견되었고 여분으로 발견된 부분(46명)은 (장기전이가 없는) 가짜암으로 추정되었던 것이다. 여기서 만약 장기전이가 없는 암이 계속 방치된 경우에 전이가 발생한다면 이들 46명에 상당하는 사람들이 방치되어 있을 동안에 원발병소가 증대하거나 장기전이가 출현하거나 해서 검진그룹과 방치그룹의 발견암 환자 수의 차이는 다소간 줄어들었을 것이다.

그래서 20년 후의 보고를 보았더니 발견 환자 수는 585명 대 5백 명으로 그 차는 오히려 확대되었다(*Journal of the National Cancer Institute*, 2006; 98: 748). 여기에서 볼 때 가짜암은 방치하더라도 증대하지 않든가 장기전이가 발생하지 않는다고 추정된다.

서로 다른 국소요법을 비교하는 임상시험에서도 유용한 정보를 얻을 수 있다. 만약 어떤 방법으로 국소재발이 증가한 경우에 그 그룹은 원발병소를 방치한 것과 비슷한 상태에 놓이기 때문이다.

유방암에서는 이런 종류의 비교시험 방법과 결과가 풍부해서 할스테드수술, 흉근온존유방전절제술, 유방온존요법 등을 상호 비교하고 있다. 또한 유방온존요법에서도 원발병소를 절제만 하는 방법과 유방의 방사선 조사를 추가하는 방법을 비교한 시험도 몇 가지 실시되었다.

이들 임상시험의 결과 다음과 같은 사실이 밝혀졌다.

① 국소요법이 다르면 국소재발률은 증감한다. 유방전절제술은 국소재발률이 낮다고는 단정할 수 없고 방사선 조사와 병행한 유방온존요법이 유방전절제술보다 재발률이 낮았던 시험도 있다. 유방온존수술만의 방법은 그 후 방사선 조사를 병행한 방법에 비해 국소재발률이 3배 정도 높아진다.
② 국소요법의 차이에 따라 국소재발률이 증감하더라도 장기전이율은 변하지 않는다.
③ 장기전이율이 변하지 않기 때문에 생존기간이나 생존율 등의 생존성적도 변하지 않는다.

국소재발은 생존율을 낮추지 않는다!

그런데 최근 몇몇 임상시험 결과를 모아서 분석하였는데 국소재발률이 높으면 장기간 경과 후의 생존율이 약간 저하한다는 연구 결과가 보고되었다(Lancet, 2005; 366: 2087). 그 결과를 가지고 국소재발이 장기전이를 증가시키고 있는 증거라고 주장하는 사람도 나타났다(New England Journal of Medicine, 2007; 356: 2399). 다만 후자의 논문에는 즉각적인 반론이 있었고(New England Journal of Medicine, 2007; 357: 1051) 논쟁으로서는 진흙탕 싸움을 하는 인상이다.

그래서 전술한 〈란세트〉지의 논문을 검토해보았는데 장기전이 출현율을 조사하지 않았고 국소재발률과 생존율밖에 조사하지 않은 것이 결함이다. 생존율을 저하시키는 원인은 다음에 설명하는 것처럼 장기전이뿐만 아니어서 논리에 비약이 있다.

생존율을 낮추는 원인은 두 가지를 생각할 수 있다. 하나는 국소재발하면 재수술 등의 국소요법이 이루어지는 것과 더불어 항암제나 호르몬제에 의한 보조요법도 실시되는 것이 보통이다. 그러나 환자는 첫 번째 치료시에도 대부분 보조요법을 받는다. 그리고 항암제 치료는 두 번째가 되면 생존기간을 단축시킨다(《데이터로 보는 항암제의 중지법과 시작법》, 三省堂, p.90). 그것이 생존율을 낮추는 것이라고 생각하는 것도 가능하다.

다른 원인은 추적조사의 불균형이다. 생존율을 정확히 계산하기 위해서는 충분한 추적조사가 필요하다.

만약 이것이 불충분하면 환자는 언제까지나 살아 있는 것처럼 되어버린다. 최근, 백 세가 넘었을 고령자 몇 명이 훨씬 이전에 사망·실종되었다는 것이 사회문제가 되었는데 그것과 마찬가지이다.

임상시험의 경우 추적조사는 어느 시점에서 종료되는데 국소재발한 환자의 추적은 그 후도 계속되는 경향이 있으며 국소재발 환자가 다른 원인으로 사망하더라도 사망으로 계산되어 생존율을 낮추게 되는 것이다. 전술한 〈란세트〉지 논문의 생존율의 차이는 이들 두 가지 원인으로 설명이 가능하다.

국소재발이 장기전이를 증가시킨다는 주장은 결국 암세포는 유전자 변이가 왕성하며 더욱이 전이능력을 획득하는 방향으로 변이한다는 주장이다. 그러나 이 주장은 전술한 바와 같이 전이에 관한 유전자 프로그램이 거의 정확히 차세대 이후에 승계되며 돌연변이가 있으면 세포의 자연사(아포토시스)가 일어난다는 등의 비판을 극복할 수 없다.

또한 저자는 일찍부터 유방온존요법을 시작하였고 한때는 일본 유방암의 1퍼센트 가까이를 치료하였으므로 국소재발도 일본에서 가장 많이 경험했을 가능성이 높다. 그 경험에 의하면 온존요법 후의 국소재발은 그 시점에서 장기전이가 없는 한 그 후에 장기전이가 출현하는 경우는 오히려 드물다. 그래서 최근에는 국소재발한 환자에게 "국소재발은 장기전이가 앞으로 거의 출현하는 일이 없다는 증가가 되므로 너무 걱정하지 마라"고 설명하고 있을 정도이다. 장기전이가 증가한다고 주장하는 사람은 이 점도 설명할 필요가 있다.

그런데 전술한 논쟁의 배경을 생각해보면 꽤나 재미있는 것이 있다.

왜냐하면 국소재발이 생존율을 낮춘다고 주장하는 것은 미국의 방사선 치료의들이고 국소재발은 생존율과 무관계라고 주장하는 것은 미국 외과의들이다.

어느 쪽도 국소요법을 담당하고 있는데 의견에 차이가 나는 것은 일의 내용 차이에 관계가 있을 가능성이 있다. 즉, 국소요법이 어떻게 변하든 외과의는 반드시 국소요법(의 전부 또는 일부)을 담당하는 것에 대해 만약 국소요법이 외과적 수술만으로 충분하게 되면 방사선 치료의의 기회(일거리)가 사라진다는 사정이 있기 때문이다(미국에서는 유방온존요법시의 방사선 조사는 방사선 치료의에게는 최대의 수입원이 되고 있다).

실제로도 논쟁에 개입한 외과의 한 사람은 "유방암수술의 단순화"라는 제목으로, 방사선 치료를 생략할 수 있는지 여부를 논하고 있다(*Annals of Surgical Oncology*, 2005; 12: 6).

그리고 이 책을 읽는 전문가를 위해 덧붙여 둔다. 최근 암조직에는 '암 간세포幹細胞'가 있고 이것이 왕성하게 분열을 반복해서 암세포를 생산하는 것이 아닌가 하고 의심하기 시작했다. 이것이 정말이라면 암 간세포의 전이능력의 유무는 처음부터 정해져 있으며 가짜 암세포가 진짜암세포로 전화한다는 지금까지의 통설은 한층 타당성이 떨어지게 된다.

무치료를 선택하는 환자의 심리

그런데 암이 '진짜암'과 '가짜암'으로 나뉜다는 것, 가짜암은 방치하더라도 장기전이가 발생하지 않는다는 것을 납득할 수 있다면 암에 대한 지금까지와는 전혀 다른 대처법이 가능하게 된다.

이에 대해서도 위암과 유방암을 예로 검토해보기로 한다. 먼저 위암인데 치료를 한다면 위전절제술이 되는 경우를 생각해보면 다음과 같은 사고의 흐름이 된다.

① 어딘가에 장기전이나 복막전이가 존재하는 경우, 위전절제술을 하더라도 언젠가 전이병소로서 출현한다.
② 전이가 출현하면 언젠가 사망하게 된다. 이 경우, 수술을 받는 것은 손해이다.
③ 어디에도 전이가 없다면 앞으로도 전이되는 일은 없을 것이다.
④ 위전절제를 하면 생활의 질(QOL)은 나빠지며 합병증이나 후유증은 막심하다. 죽는 경우도 있다.

현재 이들에 대해 명확하게 반하는 데이터가 없기 때문에 이와 같이 생각하는 것은 합리적이라고 생각된다. 또한 전이는 발생하지 않더라도 원발병소가 증대하는 경우도 있기 때문에 그 대책은 생각해둘 필요가 있을지도 모른다(저자의 생각으로는 뭔가 일어나면, 혹은 닥치면 대

책을 생각하는 것이 좋다고 본다).

그러면 유방암의 경우는 어떤가? 앞에서 설명한 사항 중 ①~③에 관해서는 마찬가지인데 유방온존요법이라면 생활의 질(QOL)이 그렇게 나쁘다고는 할 수 없을 것이며 합병증이나 후유증도 심각하지는 않다. 여하튼 저자는 환자들의 희망에 따라 지금까지 70명 이상을 치료하지 않고 경과를 지켜보는 것에 동의하였다.

그러나 도중에 어떤 것을 알았다. 그것은 유방온존요법 후에는 암이었다는 것, 치료를 받았다는 것을 수년 후에는 잊고서 진료를 그만두는 사람이 적지 않지만 유방암을 치료하지 않고 두면 언제까지나 외래를 찾는다는 것이다.

분명히 불안해서 그렇게 하는 것이다. 손으로 가슴을 만지면 멍울이 느껴지기 때문에 잊으라는 것은 무리이다. 이 부분은 이론과 심리가 반드시 일치하지 않는 하나의 예일 것이다.

또한 전술한 바와 같이 방치해두면 조금씩이라도 증대하는 멍울이 적지 않다. 온존요법을 한다고 하더라도 멍울이 증대하면 절제범위가 그만큼 넓어서 불리해진다.

그래서 최근에는 장래의 심리 면을 고려해서 방치희망자에게도 "언제까지나 환자 노릇을 계속하지 않으면 안 되므로 온존요법을 하면 어떻겠는가?" 하고 권하려고 하고 있다.

그래도 상태를 지켜보고 싶다는 사람에게는 희망에 따르도록 하고 있다.

그리고 온존요법 후의 생활의 질(QOL)이나 합병증·후유증이 그렇게 나쁘다고는 할 수 없다는 것은 병원이나 외과의를 제대로 선택한 경우이므로 요주의가 필요하다.

제9장

항암제

▼

'효과 없는 약'이
'마법의 약'으로 바뀌는 무대 뒤

'약으로 고친다'는 충격

　장기전이는 수술이나 방사선으로 치유할 수는 없다. 왜냐하면 전이병소가 하나밖에 없는 것처럼 보여도 검사로 발견할 수 없는 크기의 병소가 다른 곳에 수백 수천이나 존재하고 있기 때문이다(다만 대장암의 간전이는 전이가 하나 혹은 몇 개에 그치는 경우가 있어 절제나 혹은 라디오파로 지지면 그 이상 전이가 발생하지 않을 가능성이 30퍼센트 정도 있다. 대장암 폐전이도 개수가 한정되는 경우가 있지만 간전이보다 드물다. 대장암 이외의 고형암에서 장기전이가 하나 내지 몇 개로 한정되는 것은 매우 드물다. 전이개수가 한정되어 있을 가능성을 중시해서 수술을 받으면 99퍼센트 이상이 손해다).

　그래서 전이병소가 전신의 어디에 있더라도 효과가 있을 법한 치료법에 기대가 걸리는 것이다. 이 장에서는 항암제, 분자표적약, 면역요법에 대해 검토하기로 한다.

　다만 이 장에서는 그것은 안 된다, 이것은 괜찮다는 이야기가 되기 쉬우므로 저자로서도 마음이 아프다. 이것과 관련되지만 저자는 장기전이가 있는 고형암은 고칠 수 없다고 주장해왔기 때문에 지금도 치료에 전념하는 사람들에게 뒤에서 비인간적이라고 불리고 있는 것 같다.

그러한 반응이 발생할 것이라고는 당연히 예상하고 있었지만 환자 본인이 진실을 모르면 유해한 치료에 고통당하여 생명을 단축시키는 경우가 많다. 그것을 어떻게든 막아야 한다는 생각에서 마음을 모질게 먹고 주장해왔다.

항암제에 관해서도 환자와 의사 모두에게 오해가 있다고 생각된다. 그러나 그 오해는 저자 자신도 공유해왔다. 그 이야기를 섞어가면서 핵심만 설명하기로 한다(치료성적의 구체적인 데이터나 독성에 대해서는 저자의 졸저들을 참조).

항암제 치료는 화학물질을 이용하므로 '화학요법'이라고도 한다. 세계 최초의 항암제는 독가스에서 만들어져 1942년에 악성림프종 환자에게 시험되어 덩어리는 축소하였는데 곧바로 재발하여 사망하였다. 그 후 다양한 암을 대상으로 한 연구·시험이 이루어져 몇 가지 사실 내지 원칙이 알려졌다. 그것은,

① 항암제만으로 고치는 성인 암은 급성백혈병, 악성림프종, 고환암, 자궁융모암의 네 가지이고 그 외는 없다.
② 고칠 수 있는 암도 항암제가 한 종류나 두 종류로는 일반

적으로 충분하지 못해 3~4종류 이상의 항암제를 병용할 필요가 있다(다제병용요법 多劑倂用療法).

③ 나이가 많을수록 (같은 종목, 같은 양의 항암제라도) 독성이 강해져 독성사 毒性死가 늘어 치유율은 저하한다.

등이다.

이와 같이 한정적이기는 하지만 암이 약으로 낫기 때문에 의학계나 일반사회에 준 충격은 강렬하여 연구를 거듭한다면 폐암 등의 고형암도 어떻게든 될 것이라는 기대가 생겨났다. 그러나 지금까지 반세기 이상에 걸쳐서 연구·시험이 이루어졌는데도 항암제로 고형암을 고칠 수는 없었다. 이것은 전문가 사이에서 공통적으로 인식할 수 있는 사항이다.

그러나 고치지는 못하더라도 연명효과는 있지는 않을까?

이 의문에 대답하기 위해 장기전이가 출현한 환자들을 항암제로 치료하는 그룹과 치료하지 않는 그룹으로 나눈 임상시험이 각종 고형암에서 반복적으로 실시되었다. 그러나 기대를 저버렸다.

저자도 예전에는 다종다량을 투여

다만 전문가들은 유방암에서만은 연명효과가 있을 것이라고 생각했다. 유방암에서는 무치료와 비교한 임상시험이 실시되지는 않았지만 그래도 연명효과가 있을 것이라고 생각된 것은 항암제의 암 덩어리 축소효과가 현저하였기 때문이다. 암 덩어리의 크기가 절반 이하로 축소된 환자 수의 (전체 환자 수에 대한) 비율은 다른 고형암에서는 10~20퍼센트 정도였는데 유방암에서는 60~70퍼센트의 환자에서 축소가 인정되었다.

그만큼 축소효과가 있다면 연명효과도 있을 것이라고 생각하였던 것으로 저자도 그렇게 생각한 한 사람이다.

저자가 1973년에 방사선과의 전공의가 되었을 때 방사선과에서는 수많은 악성림프종 환자를 방사선이나 소량의 항암제를 이용해서 치료하고 있었는데 성적은 나빴다.

그 당시 구미에서는 'CHOP'(촙이라고 한다)이라는 다제병용요법이 시험되어 양호한 성적이 발표되기 시작했다. 그러나 일본에서는 항암제 치료를 전문으로 하는 내과의들이 "일본인은 허약하기 때문에 강력한 항암제 치료는 어울리지 않는다"는 등의 이유로 약한 치료를 하는 것이 일반적이었다.

한편 저자는 1979년에 미국에 유학하여 '일본인도 미국인과 다르지 않다, 미국에서 가능한 치료는 일본에서도 가능할 것이다'라는 생각을 품고 다음해 귀국하였다. 그리고 내과의가 하지 않는다면 내가 하겠다고 해서 방사선과 진료를 하는 환자에게 'CHOP'을 시작했다.

수년 후에 통계를 내보았더니 생존율이 그때까지 30퍼센트에서 80퍼센트로 증가하였다. 그 결과를 정리해서 내과계의 학회에서 보고하였더니 "방사선과의에게 당했다"는 등의 소리도 듣고 환자를 살렸다는 가슴 벅찬 보람을 느꼈던 것은 의사로서 누릴 수 있는 행복이었다.

그리고 한편으로 다양한 경위가 있어서, 1980년대 중반부터 유방온존요법을 앞장서서 시작하였다.

다만 진료하는 유방암 환자는 유방전절제를 하는 외과의나 병원과 관계를 끊었기 때문에 치료의 모든 과정을 저자가 전담할 필요가 있었다. 그래서 수술은 (다른 병원에 있는 의학부 동기생인) 외과의에게 부탁하고 방사선과 항암제 치료는 저자가 실시하는 체제를 갖추었다.

항암제를 사용하는 경우는 두 가지가 있으며 온존요법의 전후에 시행하는 '보조요법'과 확실한 장기전이에 대한 치료이다. 어느 것이나 일본에서의 방법은 (악성림프종과 마찬가지로) 구미에 비해 어중간하여서 저자는 구미의 표준대로 시행하였다. 아마 그 당시 일본의 어느 병원의 어느 의사보다도 다종다량의 항암제를 투여하고 있었다고 생각된다.

임상시험 자체가 존재하지 않았는데 유방암 장기전이에 항암제 치료를 실시한 것은,

① 악성림프종에서의 성적을 향상시켰다는 성공체험이 있었다는 것
② 구미에서는 항암제를 표준치료로 하고 있다는 평등의식이 있었던 것

③ 자신의 환자에서 암 덩어리의 축소효과가 양호하다는 것
을 실감한 것

등이 이유이다.

돌이켜 보면 그 당시 저자의 (유방암의) 항암제 치료에 대한 신뢰는 상당한 것이어서 졸저에 "장기전이가 있더라도 연명효과가 있다"고까지 기술했었다.

뭐야! 연명효과는 거짓말이었는가?

어느 날, 장기전이 환자에게 항암제를 투여하면 암 덩어리가 축소하지 않는 환자보다 축소한 환자가 평균 생존기간이 길다는 미국 암전문병원의 발표 논문을 보고 깜짝 놀랐다.

그러나 암 덩어리가 작아지는지 어떤지 여부는 항암제를 투여해 보지 않으면 알 수 없기 때문에 (항암제를 투여한) 환자 전체의 생존성적이 알고 싶었다. 그 논문에는 환자 전체의 생존곡선이 없었기 때문에 (논문 중의 수치를 근거로) 저자가 직접 생존곡선을 그려보았다.

그것이 〈그림 11〉이다. 그런데 놀랍게도 항암제가 없던 시대에 장기전이가 있던 환자의 생존곡선(〈그림 8〉, 〈그림 9〉)과 거의 꼭 겹쳐지는 것이 아닌가? 뭐야! 연명효과는 거짓말이었던가?

정확히는 저자가 이 논문 이전부터 유방암의 항암제 치료에 의

문을 품기 시작했었다.

다종다량의 항암제를 사용하기 때문에 독성이 강해서 생활의 질(QOL)이 나쁘다. 그런데도 암 덩어리가 축소하더라도 반드시 다시 증대하여 죽게 된다. 이것이 정말로 의미가 있는 것인가 하고 의문이 생기기 시작했기 때문에 전술한 논문을 접했을 때 저자가 직접 생존곡선을 그려본 것이다.

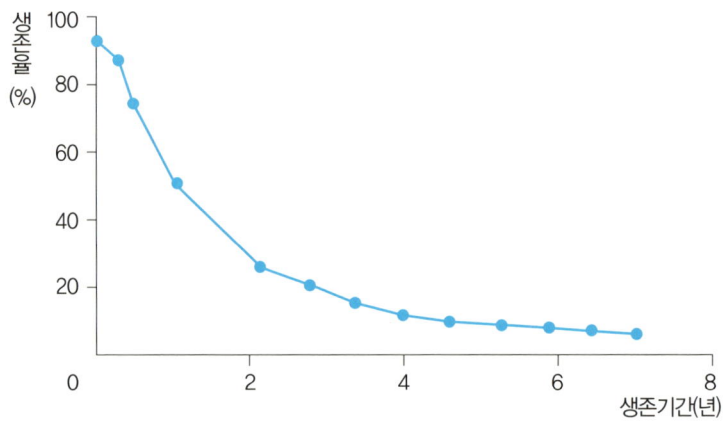

〈그림 11〉 항암제를 사용한, 장기전이가 있는 유방암 환자의 생존율

자료: *Journal of Clinical Oncology*, 1996; 14: 2197.

여하튼 이후 환자에게는 "항암제 치료는 무의미·유해하므로 권하지 않는다"고 전하려고 하고 있다(그래도 희망하는 환자에게는 다른 의사를 소개한다).

항암제에 의한 암 덩어리 축소효과가 현저한데 어째서 연명효과가 나타나지 않는 것인가?

암 덩어리가 축소한 사람은 다시 증대해서 원래의 크기로 돌아가는 기간만큼 수명을 벌(연명효과) 가능성이 있다.

다만 독성으로 수명을 단축시키는 사람도 있다(단명효과). 그리고 암 덩어리가 축소하지 않는 사람은 독성에 의한 단명효과밖에 얻지 못한다.

이들 연명효과와 단명효과의 플러스마이너스에 의해 환자 전체로는 연명효과가 나타나지 않는다고 할 수 있다.

'입 맞추기'라는 정보조작

고형암 가운데 항암제 효과가 가장 높다고 하는 유방암이 이 정도인데 나머지는 추측으로 알 수 있을 것이다. 그러나 구미에서나 일본에서도 대부분의 성인 고형암은 지금도 항암제가 계속 사용되고 있다. 그 원인은 말하자면 전문가들에 의한 정보조작의 영향이 크다.

전문가들이 "항암제에 연명효과가 있다"고 입을 맞추면 다른 영역의 의사들은 의문을 품기가 어렵다. 게다가 전문가들은 의심을 받지 않도록 아주 주의 깊게 행동한다.

예를 들면 앞에서 제시한 〈그림 11〉을 생각해보면 이와 같이 전체 환자에 대한 생존곡선을 게재하는 것은 의학논문 작성상의 기본적 작성법이다.

또한 논문저자에게는 그것을 작성하는 것이 일거수일투족의 작업이다. 그런데도 게재하지 않는 것은 특정의 의도가 숨어있다는 것을 추측케 한다.

의심발생 방지에서는 전문가 스스로 이의를 제기하는 것이 가장 곤란하다.

미국은 항암제 치료만으로 생계를 꾸려가는 종양내과의가 1만 명 이상이라는 항암제 대국이다.

어느 날 학회에서 중진 한 사람이 전이성 유방암의 항암제 치료에 대한 의문을 제기하자 그 후 이 중진은 따돌림을 당해 강연 등에 초대받지 못하게 되었다고 들었다.

전문가를 현혹시키는 '리드타임 바이어스'

그런데 최근 대장암의 간전이에서는 항암제가 표준치료가 되었다. 방법이 진보해서 연명효과가 인정되었는데 구체적으로는 10년 전, 20년 전에 비해 현재는 생존기간이 10여 개월이나 길어졌다는 것이다.

주치의가 그렇게 말하면 환자는 치료를 받게 될 것이다.

그러나 이 이야기에는 주치의도 아마 눈치 채지 못한 함정이 도사리고 있다.

저자가 의사가 된 1970년대 간전이를 조기에 발견할 수 있는 검사법은 존재하지 않았다. 그래서 대장암에서나 유방암에서도 간전이는 배가 부어올라 고통스럽거나 속이 안 좋아서 토하는 등의 증상이 나타나서 발견되었다.

이 경우 전이병소는 10~15센티미터나 되어 있어서 환자의 절반은 6개월 이내에 사망한다. 그런데 1980년대 이후 CT, 초음파검사, MRI, PET 등이 임상현장에 도입되어 개량을 거듭해서 지금은 1센티미터 정도의 간전이라도 발견가능하다.

한편 전이병소의 증대속도는 일반적으로 생각하는 정도로 빠르지 않다. 고형암 폐전이의 증대속도를 조사한 연구가 있는데 직경이 배로 되는 데 6~9개월이나 걸렸다. 여기서 직경배증시간을 6개월로 하면 1센티미터 크기의 전이가 2센티미터로 되는 데 6개월, 4센티미터로 되는 데 12개월, 8센티미터로 되는 데 18개월이 걸린다는 계산이다.

그렇다고 한다면 옛날보다 훨씬 작은 전이가 발견되는 현재는 전이발견으로부터의 생존기간은 자연히 연장된다. 이전의 간전이 크기가 평균 8센티미터이고, 현재는 1센티미터라고 한다면 아무런 치료를 하지 않더라도 수명은 평균 18개월 연장된 것처럼 보인다. 이것을 '리드타임 바이어스'라고 한다. 굳이 번역하면 '선행기간에 의한 편향'이라고 할 수 있다.

대장암 간전이에서의 연명효과를 보고한 논문은 모두 이 리드타임 바이어스로 설명가능하다.

예를 들면 현재 표준으로 되어 있는 FOLFOX-4(폴폭스4)라는 다제병용요법은 생존기간 중앙치(99명이 순서대로 사망할 때, 50번째에 사망한 사람의 생존기간)가 2000년 보고에서는 16.2개월(*Journal of Clinical Oncology*, 2000; 18: 2938)인데 같은 저자그룹의 2008년의 논문에서는 생존기간 중앙치는 19.6개월로 3.4개월만큼 연장되었다(*Journal of Clinical Oncology*, 2008; 26: 2006).

시험기간이 8년이나 다르면 생존기간이 3.4개월만큼 개선된 것처럼 보인다. 1970년대부터 30여 년이 지나서는 리드타임 바이어스에 의해 생존기간이 10여 개월만큼 개선된 것처럼 보여도 이상할 것은 없다. 다른 성인 고형암에서도 리드타임 바이어스는 마찬가지로 존재하고 있다.

암세포만 죽이는 것은 불가능하다!

어째서 고형암에는 항암제에 의한 연명효과가 없는 것인가? 그 이유는 암세포의 유전자 세트가 정상세포의 유전자 세트와 같아서 그 결과 구조나 기능도 공통되기 때문이다. 정상세포가 사멸하지 않는 범위에서 항암제를 사용하는 이상 암세포를 사멸시킬 수 없는 것은 당연하다.

다만 다른 점도 있다.

정상세포는 자신이 속한 장기·조직의 전체적인 조화를 무너뜨리지 않도록 규칙적으로 분열한다. 예를 들면 간세포는 평소에는 분열하지 않지만 간을 부분적으로 절제하면 남은 간의 세포가 분열을 시작하여 간이 정상적인 크기가 되면 (마치 관리인이라도 있는 것처럼) 분열을 멈추는 것이다. 이에 대해 암세포는 무질서하며 무한정으로 분열한다. 그래서 암 덩어리가 거대해지는 것이다.

이와 같은 공통점과 차이점이 있는 경우에 항암제를 투여하면 어떻게 될 것인가?

소화관 세포와 같이 활발하게 분열하는 세포는 암세포와 비슷한 비율로 사멸한다고 생각된다(암세포가 50퍼센트 사멸한다면 소화관 세포도 50퍼센트 사멸).

그러나 암세포가 반으로 줄어도 인간의 수명에 큰 차이는 생기지 않는다. 반대로 정상세포가 반으로 줄면 큰일 나며 독성이 강하게 나와 생명의 존속 자체가 위험하게 된다. 그러나 암세포가 하나라도 남게 되면 분열을 재개할 수 있다.

이것이 고형암은 항암제로 낫지 않으며 독성만 경험하는 이유이다(전술한 네 종류의 성인암이 항암제로 낫는 이유는 불명이다).

암치료에는 '명안'도 '정답'도 없다!

〈그림 12〉에 진행기 폐암(3B기와 4기)의 임상시험 성적을 제시하였다. 환자를 네 그룹으로 나누어 항암제의 조합을 바꾸어서 치료하

여 시험개시로부터의 생존기간을 살펴본 것이다. 어느 방법에서도 생존곡선이 거의 꼭 겹쳐져 있는 것이 인상적이다. 전체로는 1년 이내에 66퍼센트가 사망하였고, 2년 후에 살아남은 것은 12퍼센트에 지나지 않는다.

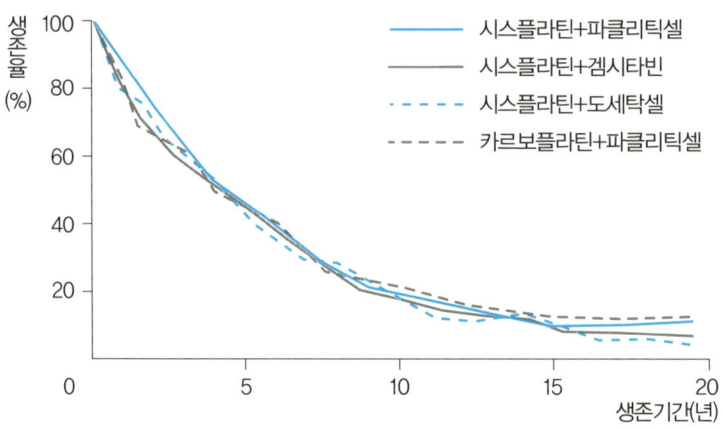

〈그림 12〉 항암제를 사용한 진행기 폐암환자의 생존율

자료: New England Journal of Medicine, 2002; 346: 92.

반면 강한 독성, 세균감염, 심부전, 신부전 등으로 2퍼센트 정도가 사망하였다.

이와 같은 운명을 짊어진 사람이 외래를 찾아오면 어떻게 이야기해야 좋은가? 저자는 명안이나 정답은 없다고 생각한다.

그러나 정직하게 거짓말하지 않고 환자의 눈을 보면서 이야기하는 것이 중요하다. 아래에 평소 진료실에서의 설명내용을 소개한다.

저자의 졸저를 읽은 분도 많아 간단하게 설명한다.

"제일 먼저 묻겠는데, 진실을 알고 싶은 것인가? 아니면……(일부러 찾아오는 이상, 이 질문에 '노'라고 대답하는 환자는 없다. 그러나 진료라고는 하지만 초대면에서 생사에 관한 이야기를 하는 것은 잔인한 일면이 있다. 그런 분위기를 누그러뜨리고 당신의 생각이나 기분을 충분히 존중한다고 하면 전하는 의미가 있다고 생각된다).

당신의 경우, CT검사에서 ○○에 전이되어서 4기이다. 이 진행도라면 어느 병원에 가더라도, 항암제를 권할 것이다. 그러나 이 진행도에서는 항암제를 포함하여 어떤 치료도 낫지 않는다."

환자는 "항암제 치료를 하지 않으면 여명은 8개월"이라고 먼젓번 병원에서 말했다고 한다. 그래서 저자는 이렇게 말을 잇는다.

"그 이야기는 거짓말이다. 여명 8개월이라고 하면 환자 전원이 8개월 만에 사망한다는 인상을 받겠지만 어느 성인암에서도 그러한 것은 절대로 없다. 폐암 4기의 경우 6개월 만에 사망하는 사람도 있겠지만 1, 2년이나 사는 사람도 있다.

원래 그 병원을 포함하여 전 세계에서 환자 전원에게 항암제 치료를 하려고 노력하고 있기 때문에 무치료인 경우의 정확한 통계는 존재하지 않는다. 그런데도 어째서 치료를 받지 않는 경우의 생존기간을 이야기하는가? 역시 거짓말이다.

새삼스럽게 생존기간에 대해 설명하면 항암제 치료를 한 경우의 생존곡선은 이렇게 된다(메모지에 〈그림 12〉와 같은 그래프를 그려 보인다).

항암제 치료의 경우 1년 후에 살아있을 가능성은 약 30퍼센트, 2년 후는 10퍼센트 정도이다. 생존율이 50퍼센트가 되는 시점을 보면 8개월 부근으로 이것을 생존기간 중앙치라고 한다.

먼젓번 병원에서 여명 8개월이라고 한 것은 아마 이것일 것이다. 즉 무치료인 경우가 아니라 항암제 치료를 한 경우의 생존기간을 말한 것이다.

그렇지만 항암제 치료를 받을 수 있는 체력이 있는 사람이 그렇게 갑자기 사망하는 것은 이상하다. 이러한 곡선은 항암제의 독성에 의한 사망률을 나타내고 있을 가능성이 있다. 즉 독성사망곡선이다.

독성사는 세계표준의 항암제 치료에서 2퍼센트로 되어 있다. 그러나 그렇지 않고 훨씬 더 많다. 2퍼센트라고 보고하는 논문에서는 예를 들면, 폐독성에 의한 사망 수가 불명이다. 그러나 항암제에 의한 사망으로 가장 많은 것은 실은 폐장애인 것이다. 폐는 매우 섬세한 장기로 항암제에 의해 장애를 받기 쉬워 그 결과 폐부전으로 사망하는 경우가 종종 있다.

특히 폐암은 흡연자에게 발생하는 경우가 많아 이 경우 폐조직이 담배의 독성으로 이미 만신창이가 되어 있어 항암제는 더욱 위험하다. 그러나 폐암이 있기 때문에 폐독성으로 사망하더라도 폐암에 의한 사망으로 판정되어버려 치료 통계상 겉으로 드러나지 않는 것이다.

내가 무치료로 상태를 지켜본 진행기 폐암은 소수이지만 당신

정도의 상태라면 6개월 이내에 사망한 사람은 없다. 이에 비해 요 10년간 항암제 치료 후에 (방사선 치료를 의뢰받아) 인수받은 환자가 두 사람 있는데 두 사람 다 나한테 옮겨와서 얼마 안 있어 항암제의 폐 독성으로 사망하였다.

여기서 지금 당신의 전이 상황이나 몸 상태를 고려해서 항암제 치료를 하지 않는 경우를 생각해보자.

만약 당신과 똑같은 상태의 환자가 백 명 있다고 한다면 무치료의 경우 생존율은 이처럼 한동안 100퍼센트를 이어간다(고 하면서 가로축에 평행한 직선을 그리기 시작한다). 최초의 6개월간은 그 백 명 가운데 아무도 죽지 않을 것이다. 생존곡선은 100퍼센트로 추이한다.

그러나 6개월이 된 시점에서는 전이가 커져 있거나, 새로운 전이가 출현했을지도 모른다. 그래서 6개월 이후 생존곡선이 서서히 하강할 수도 있다. 그러나 지금 당신의 상황에서 1년 후에 살아 있을 가능성이 30퍼센트라는 사태는 있을 수 없다. 폐암 4기로 2년이 지난 시점에서 초진시와 같은 정도의 전신 상태였던 사람도 있다. 이 사람의 경우 앞으로 2년 이상의 생존을 기대할 수 있다.

항암제를 사용하지 않는 경우 어떻게 하는가? 통증이나 고통 등의 증상이 없다면 치료는 아무것도 하지 않는 것이 좋다. 원발병소에 대한 방사선 치료도 다른 곳에 전이가 있다면 의미는 없다. 방사선에서도 폐의 장애가 나타나는 경우가 있기 때문에 원발병소에서 유래하는 증상이 없다면 하지 않는 것이 좋을 것이다.

원발병소나 전이병소가 증대하여 무언가 증상을 일으킨다면 부위나 증상에 따라 대처법을 검토해보자. 방사선이나 진통제를 사용하는 경우가 많아진다."

연명효과보다 단명효과

　원발병소의 치료 전후에 실시되는 어딘가에 숨어있을지도 모르는 전이를 없애는 것을 목적으로 하는 항암제에 의한 '보조요법'은 연명효과도 없다는 것이 종래 의학계에서의 공통인식이다.
　그러나 여기에서도 유방암에 행하는 보조요법만은 생존율을 높인다고 생각해왔다. 저자도 아주 작은 전이가 있어서 고칠 수 없는 환자가 소수이기는 하지만 나을 수 있다고 생각하여 그렇게 졸저에 썼던 적이 있다. 논문의 데이터를 보면 생존곡선이 끝에서 가로축과 평행으로 된 것이 있어서 죽지 않는다면 나았을 것이라고 생각하였던 것이다.
　그러나 유방암의 성질상 치료 후 5년 이상 지나더라도 드문드문 사망하는 사람이 나오는 것은 피할 수 없어서 생존곡선이 가로축과 평행할 수 없다는 것을 알아차렸다. 바꾸어 말하면 논문의 생존곡선이 가로축과 평행해지는 것은 경과관찰이 불충분하다는 등 임상시험의 실시나 계산방법에 결함이 있다는 것이다. 그것을 알고 난 이래 '낫는다'는 말은 하지 않는다.
　그러면 항암제의 유방암 보조요법에 연명효과는 있는가?

'있다'고 하지만 이 점도 이상하다. 여기서 암을 '진짜암'과 '가짜암'으로 나누어서 생각해보면 이해하기가 쉬울 것이다.

먼저 미세한 전이병소가 잠복해 있는 경우는 진짜암인데 '미세한'의 의미가 문제이다. 전술한 바와 같이 원발암이 발생한 직후부터 전이가능하므로 원발병소 발견시에는 전이병소도 상당한 크기가 되어 있어 만약 직경이 0.1밀리미터라면 천 개의 암세포가, 1밀리미터의 크기라면 백만 개의 암세포가 가득 차 있다. 이것을 항암제로 근절시키는 것은 불가능하다.

그렇다고 한다면 전술했듯이 확실한 장기전이에 대한 항암제 치료에 연명효과도 없었다는 사실이 중요한 의미를 갖게 된다.

이와 같이 진짜암에 대해서는 병소가 미세하더라도 연명효과는 의심스럽다.

이에 대해 가짜암이라면 원발병소에 대한 치료가 잘된 후에는 신체의 어디에도 암세포는 없기 때문에 건강인과 똑같다. 이 건강인에게 항암제를 투여한다면 독성으로 수명을 단축시키는 이외의 것은 기대할 수 없다(단명효과).

환자 전체에서 보면 이들의 효과가 섞이므로 의심스런 연명효과와 명확한 단명효과의 플러스마이너스의 결과가 생존곡선으로서 나타나게 된다. 유방암 1기의 경우에는 환자의 90퍼센트가 가짜암이라고 생각되므로 환자의 90퍼센트가 단명효과를 얻게 된다.

이것과 관련해서 유방암의 호르몬제에 의한 보조요법에 대해서 덧붙여둔다.

호르몬 수용체가 있는 경우의 유방암 전이병소는 호르몬제에 의한 축소가 자주 나타나는 반면, 독성은 항암제 정도는 아니어서 평균적으로는 연명효과도 있다고 생각된다.

그래서 저자도 장기전이가 있는 환자에게는 권하고 있다. 그러나 보조요법의 경우에는 전술한 바와 같이 대상환자의 대부분은 전이병소가 없는 건강인이다. 어떤 호르몬제도 항암제보다 약하다고는 할 수 없는 독성이 있기 때문에 건강인의 수명이 연장된다고는 생각할 수 없으며 단명효과를 얻게 될 것이다.

연간매출액 수백억 엔의 크레스틴

이야기를 항암제 치료로 돌아가자.

최근, 종래는 연명효과도 없었다고 했던 유방암 이외의 성인 고형암에서도 보조요법으로 생존율이 높아졌다는 임상시험 결과가 몇 가지 보고되었다. 결론부터 말하면 이들 시험결과는 전혀 신뢰할 수 없다. 먼저 전제사항을 좀 더 설명하기로 한다.

1980년대 크레스틴이라는 버섯의 일종에서 만들어진 약이 면역력을 강화한다는 명목으로 각종 고형암에 자주 사용되어 매출액은 연간 5백억 엔 이상이나 되었다. 그런데 효과가 없다는 비판을 받아서 사용되는 암의 종류가 제한되어 매출액이 급감했을 때, 〈란세트〉라는 영국의 저명 의학잡지에 위암수술 후 보조요법으로서 크레스틴을 사용하면 생존율이 향상된다는 일본발 논문이 게재되어 의학계에 충격을 주었다(〈그림 13〉 참조. *Lancet*, 1994; 343: 1122).

〈그림 13〉 수술 후 크레스틴을 사용한 위암환자의 생존율

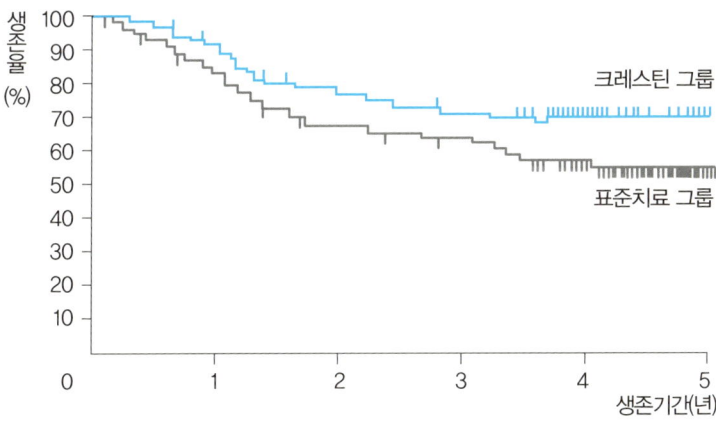

자료: *Lancet*, 1994; 344: 1122.

효과가 없다고 생각하고 있었는데 효과가 있다고 하니까 놀랐던 것이다. 이 논문의 영향으로 크레스틴은 활력을 되찾아 아직도 연간 수백억 엔의 매출이 예상되고 있다.

저자도 효과가 있다고 듣고서 놀란 사람 가운데 하나인데 논문을 읽고서 '뭐야!' 하고 생각했다.

"전원 5년 이상 경과를 관찰하여 생사는 모두 확인했다"고 본문에 기록되어 있는데 〈그림 13〉을 보면, 5년 이내의 부분에도 '중단 사례'를 나타내는 종봉縱棒이 몇 개나 세워져 있기 때문이다. 중단사

례라는 것은 생사가 불명인 경우에 연락이 취해졌던 최후의 시점에서 '살아 있다'고 다루는 기법이다.

이 방법을 이용하면 실제로는 죽은 사람도 사망시점보다 이전의 시점에서 생존하고 있다고 취급됨으로써 계산된 생존율은 높아진다. 그래서 〈란세트〉지 편집부에 이 논문의 통계처리에는 문제가 있다고 투서하였다.

편집부는 원논문의 저자에게 연락하여 받은 답변을 (저자의 투서와 함께) 다시 게재했다(*Lancet*, 1994; 344: 274). 답변에서는 통계처리의 잘못을 인정하였으며, 그래프상으로는 살아 있다고 취급했으나 중단사례로 다루었던 17명이 실제로는 사망하였다고 밝히며 생존율을 재계산하여 수정하였다.

그 결과 원논문에서 확인되었다고 하는 생존율의 '의미 있는 차이'는 소실되었다. 이것으로 원논문에는 어느 누구도 관심을 두지 않게 되어 크레스틴의 숨통은 끊어졌다.

이와 같이 생존율에 통계상 '의미 있는 차이'가 있는지 없는지는 매우 중요하다. 왜냐하면 그 유무로 연간 수백억 엔의 매출이 좌우되기 때문이다.

이 시험은 전체로는 260명, 한 그룹에 130명 정도인 임상시험인데 전체에서는 17명, 한 그룹에서는 8~9명의 데이터가 움직이는 것만으로도 통계상 '의미 있는 차이'가 나타나기도 하고 사라지기도 하는 것에도 유의해야 한다.

거액의 연구자금과 생존곡선

이상을 전제로 해서, 위암수술 후의 보조요법에서 생존율 향상 효과를 확인하였다는 또 하나의 논문을 검토해보기로 한다(*New England Journal of Medicine*, 2007; 357: 1810). 사용된 약은 S-1(에스원)으로 무작위로 수술만 한 그룹과 S-1을 1년간 사용한 그룹으로 나눈 것으로 생존성적은 〈그림 14〉에 나타냈다. 역시 양 그룹의 생존곡선은 벌어져 있어 통계상 '의미 있는 차이'도 확인되었다. 그러나 S-1그룹의 생존곡선에는 중대한 문제가 숨겨져 있다.

〈그림 14〉 수술 후 S-1을 사용한 위암환자의 생존율

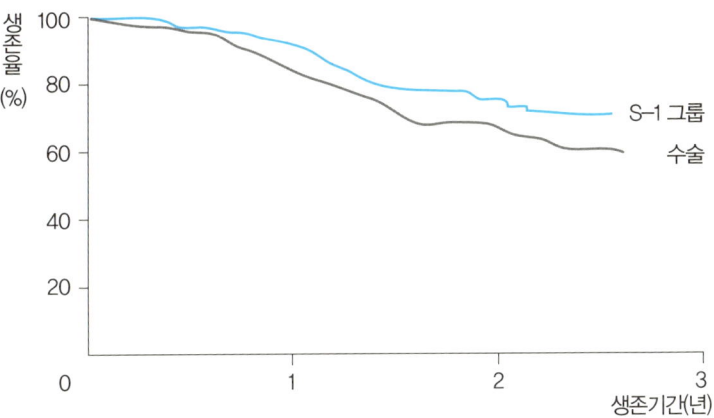

자료: *New England Journal of Medicine*, 2007; 357: 1810.

암뿐만 아니라 특정의 질병에 걸린 사람을 다수 모아서 그 경과를 살펴보면 생존곡선은 일정한 경향을 보인다. 즉 연령, 성별, 암 등 질병의 유무, 질병의 진행도 등의 조건이 비슷한 사람들을 모아서 그 후의 생사를 관찰한 경우, 어느 시점에서 살아 있는 사람들이 그 시점 후의 일정기간 (예를 들면, 1개월) 내에 사망하는 비율은 어느 시점에서도 일정하다는 관계가 있다.

그 결과 생존곡선은 왼쪽 아래로 볼록하게 커브를 그린다. 〈그림 8〉이나 〈그림 9〉에 든, 유방암 장기전이가 있는 사람들의 생존곡선이 그 전형이다.

만약 치료에 효과가 있어서 생존율이 상승하는 경우에도 생존곡선은 역시 왼쪽 아래로 볼록한 커브를 그린다. 그런데 〈그림 14〉의 S-1그룹의 생존곡선은 오른쪽 위로 볼록하게 되어 있다. 이것은 자연상태에서는 나타날 수 없는 모양이다. 바꾸어 말하면 인위적 조작이 개입하여 위쪽으로 볼록해졌다고 추정할 수 있는 것이다.

이 책을 읽는 전문가를 위해 덧붙이면 일정한 특성을 갖는 '진짜암' 환자집단의 사망확률은 어느 시점에서도 일정하다. 즉 '지수함수'를 따르므로 통상의 그래프 표시법으로는 전술한 바와 같이 왼쪽 아래로 볼록한 생존곡선이 된다. 또한 환자집단이 '진짜암' 환자와 '가짜암' 환자로 구성되어 있는 경우에는 기울기가 다른 2개의 곡선이 서로 교차하는 모양이 된다(*Cancer*, 1986; 57: 925).

〈그림 14〉에는 (원논문의 그림에서도) 중단사례를 나타내는 종봉이

표시되어 있지 않은데 본문을 읽으면 중단사례는 다수 존재한다. 피험자는 한 그룹에 약 5백 명 정도여서 실제로는 사망한 몇 명 내지 수십 명을 아직 살아 있던 시점에서 중단사례로서 다루는 것만으로 이와 같은 위쪽으로 볼록한 생존곡선을 나타내는 것이 가능하다.

생존곡선의 '의미 있는 차이'를 검출할 수 있을지 어떨지 여부로 S-1의 매출액은 연간 수백억 엔의 차이가 나는데 모든 것은 이 그래프 하나에 달려 있는 것이다. 이 경우에 제약회사는 모든 수단을 다 동원할 것이며 거액의 연구비를 제공받는 연구자들도 (의식적으로든 무의식적으로든) 협력하리라는 것은 불을 보는 것보다 명확하다.

원래 S-1뿐만 아니라 고형암의 보조요법으로 사용되는 항암제는 분명한 전이병소를 치료하는 것은 고사하고 축소시키는 것도 드물다.

그 한편에서 독성은 분명히 존재한다. 그러한 물질에 연명효과를 기대하는 것 자체에 무리가 있다고 할 수밖에 없다.

분자표적약은 고형암에는 무효

분자표적약이란 암세포 안에 있는 특정한 물질(분자)만 결합하도록 만들어진 물질을 말한다. 넓은 의미에서는 항암제의 일종이지만 지금까지 설명한 (협의의) 항암제는 암세포 속의 물질(특히 DNA)을 무차별적으로 공격하는데 분자표적약은 특정한 분자만 공격하기 때문에 효과가 높고 독성이 약한 것으로 되어 있다.

분자표적약의 백미는 만성골수성백혈병에 사용되는 글리벡일 것이다. 백혈병 세포를 현저하게 감소시켜 오랫동안 그 상태를 유지한다. 효과가 없는 사람도 있지만 수명은 (평균적으로는) 확실히 연장된다. 그러나 치료하는 힘은 없어서 백혈병 세포는 환자의 체내에 남아 있어 약을 멈추면 다시 증식한다.

단점은 약값이 비싸다는 것으로 하루에 1만 천 엔, 1개월(30일)에 33만 엔이다. 30퍼센트를 부담하더라도 큰일이다. 오래 사는 것과 맞바꿔 매일 먹지 않으면 안 되어 환자나 가족의 경제적인 곤궁은 알고도 남는다.

유방암, 대장암 등의 고형암에 대해서도 다양한 분자표적약이 인가되어 널리 사용되고 있다. 그러나 이들에는 글리벡 정도의 파워도 없고 당연히 치료할 수도 없다. 연명효과가 있다고 되어 있는데 불과 수개월이다.

왜 만성골수성백혈병에는 효과가 있는데 고형암에는 안 듣는 것인가?

표적으로 하는 분자의 특성이 다르기 때문이다. 만성골수성백혈병에서는 정상인의 신체 속에 존재하는 특정한 두 가지의 유전자가 (뭔가의 계기로) 결합함으로써 이에 대응하는 새로운 단백질을 만들어 내어 그것이 방아쇠가 되어 백혈병세포가 발생한다. 글리벡이 목표로 하는 것은 이 새로운 단백질로 글리벡이 착 달라붙어서 단백질의 작용을 억제하는 것이다.

이것은 치료에 관해 두 가지 면에서 유리하다.

하나는 새로운 단백질이 백혈병의 방아쇠이므로 그 작용을 억제하면 백혈병의 원인요법에 다가가는 것이다.

다른 하나는 독성(부작용)과 관련이 있다. 글리벡은 정상인 몸에는 이물질이므로 어느 정도의 독성이 존재하기 때문이다. 그러나 새로운 단백질은 정상세포에는 존재하지 않으므로 후술하는 다른 분자표적약보다는 독성이 가벼워지는 것이다(독성이 전혀 없는 것이 아닌 것은 새로운 단백질과 비슷한 단백질이 정상인 몸에 존재하고 있어서 그 기능이 다소간 장애를 입기 때문일 것이다).

고형암에 대한 분자표적 약도 암조직에 존재하는 물질을 표적으로 하여 그것에 달라붙어서 작용을 억제한다. 그러나 그 물질은 고형암의 발생원인이라기보다는 증식을 보조하는 정도의 역할밖에 하고 있지 않아서 그 물질이 억제되더라도 암세포는 지속적인 증식이 가능하다. 이것이 분자표적약에 의해 암의 증식이 억제되는 것처럼 보여도 암이 반드시 다시 증식하는 이유의 하나이다.

그리고 고형암의 분자표적약이 목표로 하는 물질은 정상조직 중에도 반드시 존재한다. 그 물질이 정상조직에서 중요한 작용을 하는 경우, 분자표적약은 그 작용까지 억제해버리므로 그 영향이 독성으로서 나타나는 것이다. 그것이 분자표적약의 사용을 제약하여 암을 억제하는 효과도 점점 기대할 수 없게 되는 것이다.

상식과 동떨어진 학술계의 관행

이러한 한계가 있는데도 분자표적 약은 계속 인가되어 임상현장에서 널리 사용되고 있다. 그 원인은 신약을 테스트하는 임상시험의 결과가 양호하다고 논문이 보고하기 때문이다. 그러나 신약이 유효하다는 논문을 읽어봐도 수개월의 연명효과밖에 제시되어 있지 않다.

당연히 연명효과가 정말로 존재하고 있다면 유효라는 결론도 허용범위 내이지만 각 논문의 데이터나 그래프를 정밀조사하였더니 데이터의 취급에 의문투성이뿐이다. 바꾸어 말하면, 데이터를 (의식적으로 또는 무의식적으로) 조작하고 있는 것 같다.

가장 문제인 것은 논문의 저자들이 분자표적약을 제조·판매하는 제약회사와 경제적 연결고리가 있다는 것이다. 고형암의 분자표적약은 고가이기에 사용하게 되면 환자 한 사람당 수백만 엔의 매출을 올릴 수 있다. 한편, 항암제와 마찬가지로 임상시험의 결과 여부에 따라 인가·비인가가 결정된다.

이 경우에 임상시험을 실시하고 결과를 정리하여 보고하는 저자들이 회사와 경제적 연결고리가 있다고 한다면 어떻게 되겠는가?

어느 행위가 한쪽의 이익이 되는 것과 더불어 다른 한쪽에 불이익이 되는 것을 '이해상충행위'라고 한다. 연구자가 중립을 지키는 것이 아니라 제약회사의 이익을 도모하여 논문을 집필한다면 환자나 사회의 불이익이 되므로 이해상충행위이다.

다만 논문이 중립적으로 집필되었는지 여부는 판정이 곤란하므로 의학계에서는 이해상충행위가 일어나기 쉬운 상황의 유무를 문제 삼도록 되어 있다.

그리고 영향력 있는 의학잡지도 요 수년간 논문 말미에 '이해상충상황'이라는 난을 설정하여 제약회사와의 경제적 연결고리의 유무를 (저자들에게) 신고하도록 하고 있다. 이것은 꽤 재미있는 것이다. 하나의 예를 들어 보기로 한다.

전이성 대장암에서 분자표적약 '베바시주맙'(상품명 아바스틴)과 항암제의 병용을 시험한 임상시험 결과가 〈뉴잉글랜드저널〉이라는 세계 최고 평가의 의학잡지의 권두를 장식한 적이 있다(권두논문은 그 호의 가장 중요한 논문이라는 의미가 있다). 결론은 항암제에 분자표적약을 병용하면 생존기간이 5개월 정도 연장된다는 것이다.

〈그림 15〉에 생존곡선을 제시한다. 이 임상시험에서는 항암제만 사용한 그룹과 항암제와 아바스틴을 병용한 그룹을 비교하여 그림에서 보는 것처럼 50퍼센트 생존기간이 5개월 정도 연장되었다. 끝부분에서 생존곡선이 벌어져 있지만 대장암 장기전이는 낫지 않기 때문에 경과관찰 기간을 길게 하면 생존곡선이 교차하는 것은 확실하다.

그런데 이해상충상황의 난에는 15명인 공동저자 가운데 경제적 연결고리가 없다고 신고한 사람은 두 사람뿐이다. 나머지 13명 가운데 6명은 연구비나 강연료를 제약회사로부터 받았고 다른 7명은 다름 아니라 제약회사의 사원이었다(*New England Journal of Medicine*, 2004; 350: 2335).

〈그림 15〉 아바스틴을 사용한 전이성 대장암 환자의 생존율

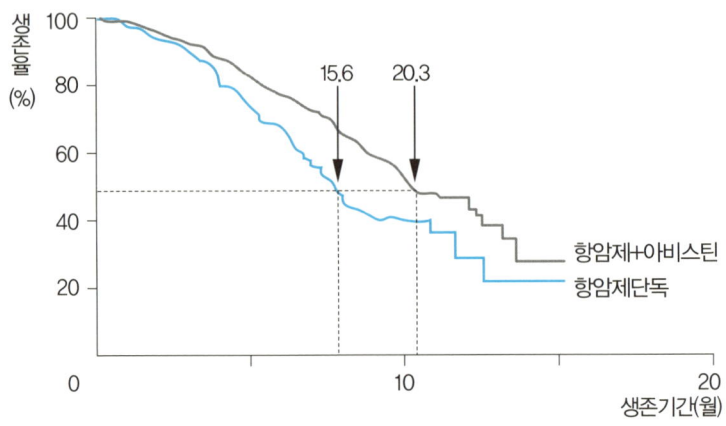

자료: *New England Journal of Medicine*, 2004; 350: 2335.

이렇다면 학교의 시험에서 학생이 자신의 답안지를 채점하는 것과 무엇이 다른가?

항암제나 분자표적약에 관한 학술계의 관행은 일반사회의 상식과 동떨어져 있다. 일반사회에서는 이해상충상황에 있는 사람의 이야기는 속지 않도록 조심해서 들어야 한다는 것이 관행이다.

그런데 학술계의 관행은 "나는 경제적 연결고리가 있다"고만 신고해두면 그 논문은 통째로 믿으라고 말하는 것과 같다. 게다가 애초 모두가 자진신고하는 것은 아니다. 이해상충이 있는데도 자진신고하는 비율은 50퍼센트 내지 79퍼센트라는 실지조사도 있다(*New England Journal of Medicine*, 2009; 361: 1466).

계약이나 상속에 관한 일본 민법의 일반원칙을 보면 이해상충상

황에 있는 대리인의 행위는 무효이다(108조, 826조 등).

그러나 이것은 돈에 관한 원칙이다. 생명이나 건강에 관련되는 약에서의 원칙은 더욱 엄격하게 규정되어야 할 것이다.

의사와 제약회사의 '정열'이 시험결과를 왜곡한다!

그래서 최저한의 원칙에 따라 이해상충상황이 있는 논문을 무효로 한다면 어떻게 되는가?

고형암에 대한 항암제나 분자표적 약 개발을 위한 임상시험 결과를 보고하는 논문에서 최근 수년간 게재된 것은 전부 이해상충상황이 존재했을 것이다. 그렇다면 이들 논문은 전부 무효가 되고 암 약물치료의 근거는 상당부분이 소멸한다.

그러나 그것으로 곤란한 것은 제약회사와 연구자(의사)뿐으로 환자나 가족은 아무도 곤란하지 않다. 오히려 육체적, 경제적인 부담이 크게 줄어들어 복음이라고 생각된다.

분자표적약 아바스틴의 그 후인데 일본에서도 인가되어 2008년의 매출액은 2백억 엔이라고 한다(추정으로는, 2010년은 5백억 엔 이상). 아마도 의사들은 입을 모아 "좋은 약이 있으니 써 보라."고 환자에게 권하고 있을 것이다.

그런데 2008년에 발표된 다른 임상시험에서는 생존기간의 차이가 (전술한 임상시험의 5개월에서) 1.4개월로 감소하여 '의미 있는 차이'는 소실하였다(*Journal of Clinical Oncology*, 2008; 26: 2013).

그리고 2010년에 발표된 또 다른 임상시험에서는 '의미 있는 차이'는 인정되지 않았으며 오히려 아바스틴을 사용하지 않는 그룹의 생존곡선이 양호하다는 결과였다(〈그림 16〉 참조).

최초 시행된 임상시험에서 '의미 있는 차이'가 인정되었어도 그 후에 시행된 임상시험에서 차이가 사라지는 것은 자주 나타나는 현상이다. 저자는 지금까지 수많은 각종 항암제나 분자표적약에 관한 임상시험 논문을 접했는데 최초의 임상시험에서 인정된 '의미 있는 차이'가 그 후의 임상시험에서 사라지는 것은 있어도 그 반대는 본 적이 없다.

〈그림 16〉 아바스틴을 사용한 경우의 최신 데이터

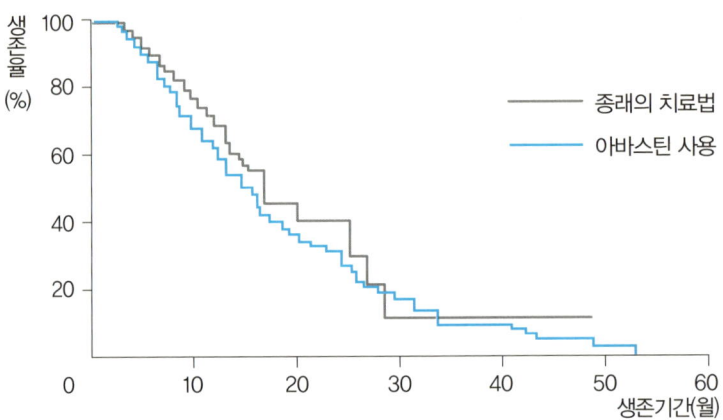

자료: *Oncology*, 2010; 78: 376.

그렇게 되는 이유를 생각해보면 나중에 실시된 임상시험에서는 임상시험을 실시하는 의사나 회사의 정열이 사라지기 때문이 아닐까 생각한다. 정열이라는 것은 나쁜 성적이 나오면 곤란하다는 초조함이라고 해도 좋을 것이다.

최초의 임상시험은 약이 국가로부터 승인을 받을지 어떨지에 대해 사활적인 의미를 갖는다. 그래서 전술한 크레스틴의 임상시험에서 밝혀진 바와 같이 관계자가 데이터를 조작하는 경우도 발생한다. 이에 대해 약이 승인된 후에 실시되는 임상시험에서는 데이터를 어떻게든 좋게 만들자는 마음이 작용하기 어려운 것이다.

이 정열은 한편에서는 임상시험의 실시현장에서 신약을 사용하는 것을 아는 환자를 정성스럽게 치료하는 것으로 연결된다. 정열을 가지고 환자를 치료하면 장기전이를 가진 환자의 생존기간도 다소는 연장시킬 수 있는 것이다.

최근 장기전이가 있는 폐암환자에게 증상을 누그러뜨리는 완화케어를 철저히 시행하였더니 생존기간이 3개월 정도 연장되었다는 결과가 보고되었다(New England Journal of Medicine, 2010; 363: 733). 이 임상시험 결과에서 추측하면 신약그룹의 완화케어를 철저히 시행하고 종래의 치료법 그룹을 소홀하면 그것만으로도 (생존곡선에) 3개월 정도의 차이를 낳을 수 있게 하는 것이다.

그리고 3개월이라고 하는 것은 생존기간이 대장암의 절반밖에 안 되는 폐암에서의 이야기이기 때문에 대장암의 경우에는, (비례계산을 하면) 완화케어의 유무 내지 수준으로 6개월 정도의 차이가 발생할 가능성이 있다. 따라서 분자표적약이나 항암제에서도 연명효과가 수개월이라는 신약은 그 인가를 전부 취소하는 것이 타당하다(이렇게 되면 역시 최근 인가된 약은 전부 실격이다).

이용당한 '마루야마 丸山 백신'

면역요법은 일찍이 수술, 방사선, 항암제와 나란히 암치료의 네 가지 축이 될 것이라고 기대되어 다양한 연구나 임상시험이 실시되었다.

그 결과 면역요법 치료로 암 덩어리가 축소한다는 (비교적 신뢰성이 높은 의학잡지에 게재된) 논문이 몇 편이나 있다.

그러나 내용을 살펴보면 멜라노마(악성 흑색종)라는 피부암(구미인에게 많고 일본인에게는 적다)과 신장암(의 일종)이 대부분이고 다른 고형암 덩어리가 축소하는 것은 매우 드물었다.

그러나 암 덩어리가 축소하는 것만으로는 의미가 없다. 일단 축소하더라도 곧 다시 증대하거나 다른 장소로 전이하거나 면역요법의 독성(부작용)이 강하게 나타나거나 해서 수명이 결국 변하지 않을 가능성이 있기 때문이다.

면역요법도 암세포를 죽이려고 하는 것이기 때문에 만약 그 정도의 효력이 있다면 정상세포도 어느 정도 사멸하여 독성이 나타날 가능성이 높다. 독성이 약하다는 것을 강조하는 면역요법은 정직하지 못하든가 효력이 없든가 어느 하나이다.

그렇기 때문에 면역요법도 생존성적이 양호한지 여부가 문제가 된다. 그러나 어느 논문도 무치료의 경우와 비교한 생존기간의 연장은 제시되어 있지 않다. 전술한 것처럼 암 덩어리 축소를 가끔 인정하는 멜라노마와 신장암에서도 연명효과는 증명되지 않았다.

면역요법 약으로서 유명한 것이 마루야마 백신이다. 결핵균에서 추출한 물질로 한 번도 임상시험이 시행된 적이 없지만 환자나 가족으로부터는 압도적으로 지지되어 후생노동성도 그 사용을 중지시키지 못했다.

한편 마루야마 백신을 가공한 제제(상품명 'Z-100' 혹은 '앤서')가 백혈구 증식제로서 정식으로 승인되었다. 그래서 이것을 면역요법 약으로서 인가받을 수는 없을까 하고 생각한 산부인과의·방사선과의들과 제약회사가 임상시험을 시작하였다. 방사선 치료를 하는 3기의 자궁경부암 환자를 두 그룹으로 나누어 한쪽에는 저용량의 Z-100을, 다른 한쪽에는 고용량의 Z-100을 투여하는 임상시험이다.

피험자인 환자도 순조롭게 모아 결과가 집계되어 생존곡선이 발표되었는데 시험관계자도 놀랐다. 고용량 그룹의 생존율이 확연히 저하하였기 때문이다(〈그림 17〉 참조).

이런 임상시험을 계획하는 경우에 실시주체인 전문가나 제약회사는 고용량 그룹의 생존율이 높을 것이라고 생각하고 있다. 실제로 전술한 논문의 초록에도 저용량 그룹의 생존율이 높을 것이라고는 "예측하지 못했다"고 기록되어 있다.

그러나 실제로는 그들의 예측과는 달리 고용량 그룹의 생존율이 낮았던 것이다. 이것은 Z-100의 독성시험을 실시한 것과 마찬가지이다.

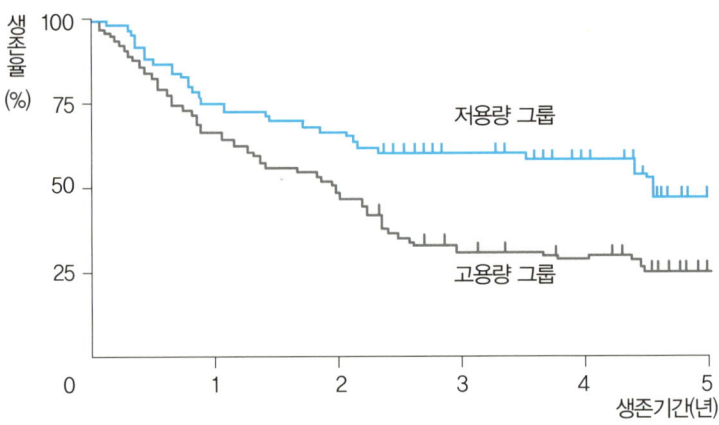

〈그림 17〉 Z-100(마루야마 백신 유사물)을 사용한 자궁경부암 환자의 생존율

자료: *Gynecologic Oncology*, 2006; 101: 455.

생각해보면 Z-100은 마루야마 백신과 마찬가지로 결핵균의 균체성분이므로 그것을 투여하면 독성을 발휘하는 것은 당연한 것이다. 또한 독이기 때문에 그것을 투여했을 때 백혈구도 증가하는 것이다.

마루야마 백신이 세간에서 인기가 있는 것을 이용하여 한탕을 노린 제약회사나 그것에 협력한 의사들은 이 임상시험으로 생명이 단축된 환자의 유족에게 어떤 변명을 하였을까?

구미에서는 범죄행위인 면역요법

이들 결과를 받아들여서 임상현장에서는 면역요법에 대한 열기가 식었다. 제4의 축이라고 하는 연구자도 사라졌다. 대학 등의 연구기관에서 연구가 계속되는 것은 틀림없지만 면역요법이 유효하기 때문이 아니라 연구하면 논문을 쓸 수 있다는 것이 최대의 이유일 것이다(논문을 쓰면 연구비도 받고 연구기관에서의 지위도 올라간다. 그 결과 또 논문을 쓸 수 있다는 순환이 있다. 그 연구의 성과가 세상에 도움이 되는가는 별도의 문제이다).

왜 면역요법이 기대를 저버렸는지 면역의 기본을 좀 더 생각해 보기로 한다.

면역은 백혈구를 중심으로 한 시스템으로써 세균, 바이러스, 독소 등의 이물질이 인체에 침입했을 때 이를 배제하기 위해 이용된다. 선천적으로 면역력이 결핍된 어린이는 완전 무균실에서 생활해야 하는 것에서도 알 수 있는 것처럼 면역 없이는 사람은 생존을 지속할 수 없다. 그런데 왜 암에 효과가 없는 것인가? 암세포는 이물질이 아니기 때문이다.

(사멸시키는) 대상이 되는 것은 원래 인체 내에 존재하지 않았던 이물질이어야 면역이 작동한다. 자기 자신을 구성하는 물질에 대해서는 태생적으로 면역시스템이 작동하지 않는 구조로 되어 있는 것이다. 바꾸어 말해 모든 물질은 '자기'와 '비자기'로 나뉘며 면역은 세균이나 바이러스와 같은 '비자기'에 대해서 작용하도록 프로그램 되어 있는 것이다.

이 점 암세포는 여러 차례 설명한 것처럼 유전자 세트는 정상세포의 유전자 세트와 공통되고 유전자가 만드는 단백질 세트도 공통된다. 그렇기 때문에 원칙적으로는 '자기'인 암세포에 대해서 면역이 작용할 여지는 없다. 양성인 질병 중에는 '자기면역질환'이라고 해서 예외적으로 '자기'에 대해서 공격을 감행하는 질병이 있지만 그것도 정상세포를 전멸시키지는 않는다. 면역요법이 효과가 있다고 하는 멜라노마나 신장암에서는 비슷한 프로세스가 작동하는 것이다.

마지막으로 몇 가지 지적해두고자 한다.

하나는 만약에 암세포에 면역이 작용할 여지가 있다고 하더라도 암 원발병소나 전이병소가 그 크기로 자랐다는 것은 면역력을 이겼다는 것을 의미한다. 그와 같은 상대에게 다시 한 번 면역을 부추기더라도 승패의 향방은 눈에 보인다. 저자는 현실적인 문제로서 자라난 암에 대해 면역을 논하는 것 자체가 무의미하다고 생각하고 있다.

또 하나는 대학병원 등에서 환자로부터 돈을 받고서 면역요법을 시행하는 의료시설이 있는데 그것은 실험이니 무료로 실시되어야 하는 것으로서 돈을 받으면 사기이다. 시중에서 대학교수 등의 전력이 있는 의사들이 대대적으로 면역요법을 시행하는 것도 눈에 띄는데 그것도 역시 같은 죄이다.

이것과 관계되는 것으로 면역요법이 이렇게 성행한 것은 일본만의 현상이다. 만약에 구미에서 (일본과 같은 형태로) 면역요법사업을 개시한다면 범죄자 취급을 당한다.

일본을 예로 들면, 전 세계 CT장치의 3분의 1을 보유하고 있는 것처럼 의료에서는 특별한 점이 많이 있다. 그렇게 되는 이유 중 하나는 의사나 국민이나 영어실력이 부족하여 외국의 의료사정을 잘 몰라서 세계의 표준에 대해서 어둡기 때문일 것이다.

일본어라는 훌륭한 언어를 가진 단점이 여기서 나타나고 있다.

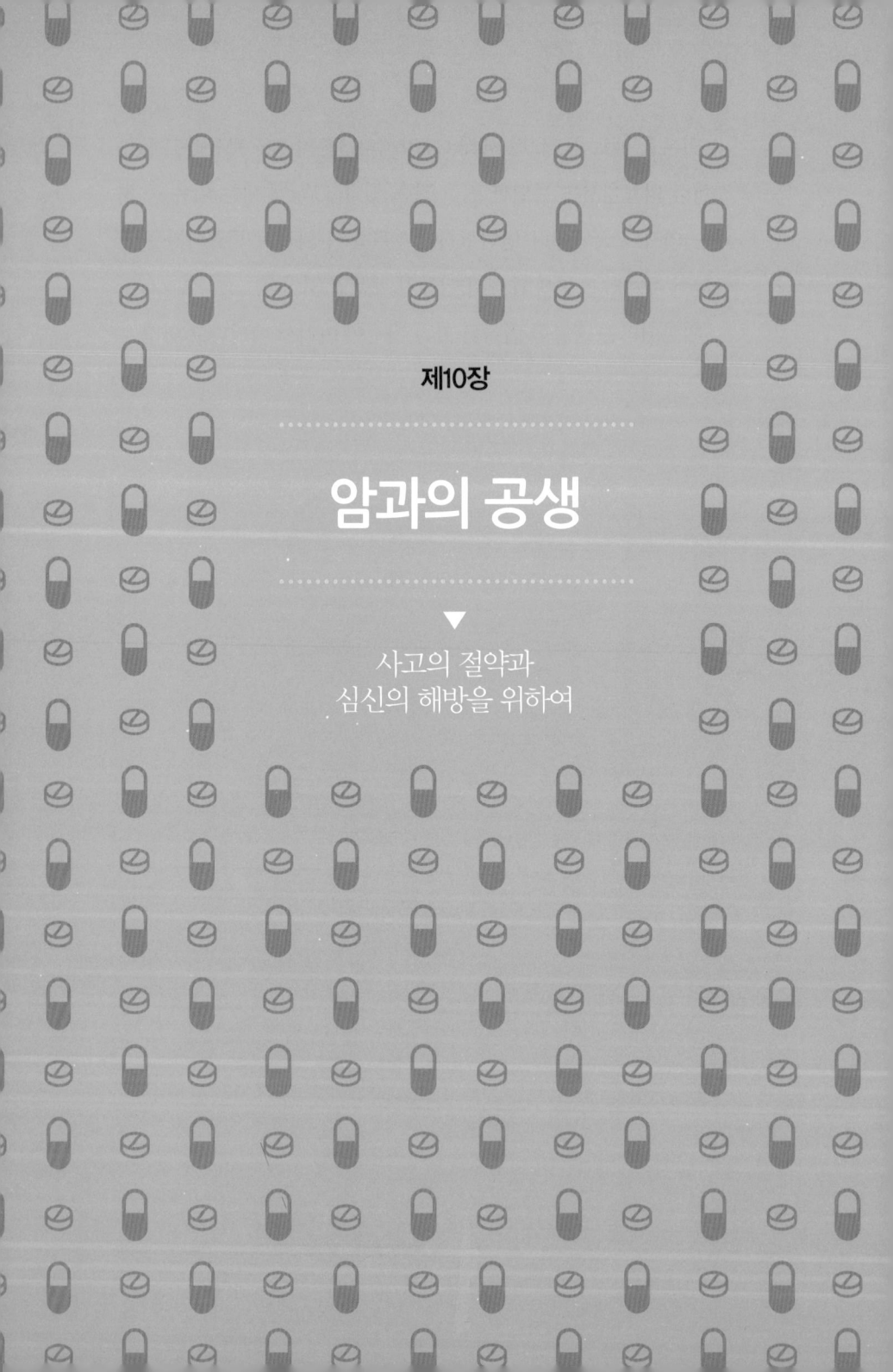

제10장

암과의 공생

▼

사고의 절약과
심신의 해방을 위하여

일본 CT장치의 비정상적인 수

　독자나 가족이 겪고 있든가 겪게 될 암에 관한 문제는, 지금까지 잘 읽으면 대부분이 해결가능할 것이다. 그렇다고 하지만 막상 암을 선고받으면 각각의 암마다 치료법에 따른 지침이 필요하게 될 것이다.
　여기서는 핵심을 추려서 고형암의 대처법을 정리해 두고자 한다. 그러나 지면의 제약으로 자세한 설명은 불가능하므로 졸저를 참조하기 바란다.

　암이라면 조기발견이라는 통념이 있어서 건강인이 암검진을 받고 싶어 하는 마음은 이해할 수 있다. 그러나 여러 차례 설명한 것처럼 검진을 받는다고 수명이 연장된다는 증거는 없으며 오히려 수명이 단축될 가능성이 높다는 것이 데이터상의 귀결이다. 한편으로 거짓양성 소견이나 불안, 검진의존 등 단점은 산적해 있다.

검진에는 다가가지 않는 것이 제일 좋다. 지금까지 검진으로 뭔가 이상소견을 지적받은 일이 있어 겁이 나서 이후 검진을 계속하는 사람도 그것은 거짓양성 소견이라고 생각하는 것이 좋다. 의학적으로는 건강인이므로 다음부터 검진을 받지 않아도 아무런 문제도 없다.

그리고 만약에 검진을 계속 받더라도 방사선을 이용하는 검사는 하지 말아야 한다. 방사선 피폭에 의한 발암률이 지나치게 높기 때문이다. 일본은 약을 처방하거나 실시하는 검사도 과하게 이뤄지고 있으며, 더욱이 전 세계 CT장치의 3분의 1이 일본에 있고 개업의조차 CT장치를 설치하고 있는 이상 현상이 벌어지고 있다.

수년 전의 어느 조사에서는 국민의 평균 피폭선량이 구미제국의 몇 배였다. 현재 일본은 담배를 제외하면 의료피폭이 최대의 발암인 자로 되어 있을 가능성이 있다. 어린이가 있는 부모나 조부모가 알아 두어야 하는 것은 어린이의 피폭은 특히 폐해가 크다는 것이다.

CT검사도 어린이의 연령이 낮을수록 피폭선량이 높아져 발암률은 성인의 몇 배나 된다. 피폭으로 조직의 발육도 피해를 입어 연령이 낮을수록 위험하다. 유아는 특히 취약해서 한 번의 뇌 CT검사로 신경발육장애가 발생할 가능성이 있다.

어린이가 머리를 부딪혔다는 것만으로 CT를 촬영하는 일본의 관행은 위험하다. 한순간 의식을 잃어도 '앙~' 하고 울고 건강하면 괜찮고, 계속 축 늘어져 있으면 의사에게 데리고 간다는 원칙을 부모가 스스로 지켜야 한다.

성인병 검진도 요주의

다시 성인의 검사로 되돌아가자.

수명을 연장시키는 관점에서는 고혈압, 고지혈증, 당뇨병 등 암 이외의 성인병 검사도 요주의이다. 이들 성인병을 발견하기 위한 정기검사에 관해서도 임상시험이 몇 가지 있다. 그 결과 수명을 연장시키지 못하는 것이 밝혀졌다(또한 성인병이라고 하면서 생활습관병이라고 하지 않는 것은 생활습관병이라는 용어 자체에 문제가 있기 때문이다. 바꾸어 말하면 생활습관병이라는 말에는 이들 전부가 노화현상인데도 개개인의 노력으로 어떻게든 해결된다는 환상을 갖게 하여 의료산업의 포로를 늘리려고 하는 저의가 있다. 자세한 것은 졸저 《성인병의 진실》 참조).

그뿐만 아니라 총사망자 수를 반대로 증가시킨 임상시험도 있다.

핀란드에서 시행된 40~55세의 회사 관리직을 대상으로 한 임상시험에서 심혈관질환에 걸리기 쉬운 사람들 천 2백 명을 선정하여 정기적으로 혈압 등을 검사하여 의학적 조언을 하는 그룹과 아무것도 하지 않는 그룹으로 나눈 것이다. 그 결과 임상시험 개시 후 15년간의 총사망자 수는 방치그룹보다도 건강검진 그룹이 많았다(46명 대 67명. *Journal of the American Medical Association*, 1991; 266: 1225. 자세한 것은 《성인병의 진실》 참조).

결국, 암 발견 목적이든 그 이외의 성인병 발견 목적이든 신체의 이상을 느끼지 못할 때 받는 검사는 수명을 연장시키지 못하는 것이 확실하며 반대로 수명을 단축시킬 가능성이 높다. 그렇다면 왜 직장건강검진이 의무사항이며 종합건강검진이 존재하는 것인가?

직장에서의 정기적인 건강검진의 뿌리는 다이쇼 大正 시대에 제정된 공장법에 근거한 직장건강검진에 있는 것 같다. 부국강병이 주창되는 시대에 건강검진은 허약한 사람을 배제할 목적에서 시작되었을 것이다. 그런 목적이라면 어느 정도 의미는 있을 것 같지만 사람들을 건강하게 한다는 근거나 데이터는 아무것도 없었다.

한편 종합건강검진은 1954년에 국립도쿄다이이치 東京第一 병원 (현 국립국제의료센터)과 세이로카 聖路加 국제병원에서 시작한 것이 세계 최초이다. 그러나 종합건강검진도 사람들의 수명을 연장시킬 수 있다는 신념만 있는 것뿐이며 근거나 데이터는 존재하지 않았다. 그렇다고 한다면 임상시험에서 수명이 변하지 않든가 축소한다는 결과가 나오더라도 전혀 이상할 것이 없다.

현재 "과학적, 윤리적, 경제적 견지에서 보더라도 공중건강의 바람직한 증진책으로서 일반의료의 장에서 중년에게 다항목 건강검진은 더 이상 주창되어서는 안 된다"(International Journal of Epidemiology, 1977; 6: 357)는 것이 세계적 상식이다.

일본과 같이 법률에 의해 직장건강검진이 의무화되어 있는 국가는 없다.

일본은 의료전체주의 국가, 의료파시즘 국가라고 절실히 느낀다. 건강정책 면에서는 제일 먼저 사업조정의 대상이 되어야 한다.

여하튼 현 시점에서는 후생노동성의 간섭이 심해서 사람들이 직장건강검진에서 벗어나는 것은 어렵다. 그래서 자위책으로서는 검진을 받더라도 가능한 한 검사항목을 줄이자는 것이다. 그 가운데서도 방사선 검사는 제일 먼저 중지해야 하며 받지 않는 검사항목이 증가할수록 이상소견(거짓양성)을 지적받는 빈도가 줄어서 보다 건강해진다.

한편, 퇴직한 사람은 더 이상 강제당하지 않기 때문에 스스로 건강진단에 다가가지 않으면 된다. 그렇게 한다면 몸과 마음이 다 같이 해방되어 수명은 오히려 연장된다.

증상이 없다면 건강인과 마찬가지

암을 선고받은 환자나 가족이 대처법을 생각하는 장면에서 혼란스러운 것은 공포나 불안 때문에 냉정함을 잃는 것이 원인일 것이다.

그러면 무엇이 공포와 불안을 가져오는가 하면 그것은 지금은 전이가 없더라도 곧바로 전이할 가능성이 있다는 통념일 것이다. 시시각각으로 전이가 발생할 가능성이 있다고 생각하면 마음의 여유는 도저히 생기지 않으며 한시라도 빨리 치료하려고 의사나 병원에 맡기게 된다. 그러나 이 통념이 잘못되었다는 것은 이 책 전체를 통해서 이미 논증하였다(그리고 운명이 정해져 있다고 생각하면, 오히려 배짱이 두둑해진다).

가짜암과 진짜암의 존재를 이해한 경우에 개별 장면에서의 대처법은 다음과 같이 생각하면 된다.

먼저, 암은 진짜암이든지 가짜암이든지 둘 중에 하나이며 어떤 사람의 암이 양쪽의 성격을 다 같이 갖고 있지는 않아서 현재 존재하지 않는 전이가 장래 발생하는 일도 없다. 예를 들면 치유율이 60퍼센트인 폐암환자가 백 명 있다면 진짜암이 40명이고 가짜암이 60명이라고 생각되며 백 명의 암의 각각이 진짜암과 가짜암의 성질을 4 대 6의 비율로 갖는 것은 아니다.

그렇다고 한다면 치료법을 검토할 때,

① 진짜암이었을 경우의 결론
② 가짜암이었을 경우의 결론

을 내어 최후에 종합하는 방법이 사고의 절약도 되고 혼란을 줄이게 된다.

다만 장기전이의 존재가 분명하다면 가짜암의 경우를 생각할 필요는 없으며 장기전이가 거의 있을 수 없는 경우에는 가짜암이라는 것을 전제로 해서 생각하면 된다.

그러면 가짜암과 진짜암의 비율은 어떻게 알 수 있는가? 해당 장기 암의 해당 진행도(병기)의 5년 생존율이 가짜암의 비율에 거의 가깝다. 예를 들면, (그 연령의) 1기의 5년 생존율이 90퍼센트라고 한다면 가짜암일 확률은 90퍼센트, 3기의 5년 생존율이 50퍼센트라고 한다면 가짜암이 50퍼센트를 차지한다고 생각하면 충분하다(다만 고령으로 갈수록 평균여명이 짧아져서 예를 들면, 80세의 건강한 남성이 5년 생존할 가능성은 50퍼센트 정도인데 가짜암이라도 5년 생존율은 낮아진다. 그렇기 때문에 고령자의 경우 가짜암이 포함되는 비율의 잣대로서는 다른 원인으로 사망할 가능성이 낮은 50대, 60대의 5년 생존율이 적당하다).

구체적인 예를 들어 검토해보기로 한다.

5년 생존율이 70퍼센트인 위암 수술 후에 항암제에 의한 보조요법을 받을 것인지 아닌지가 과제인 경우, 70퍼센트의 사람은 가짜암으로 장기전이는 없다. 그렇다고 한다면 건강인과 마찬가지로 항암제를 투여하게 되면 독성으로 수명을 단축시키는 것밖에 없다.

한편, 환자의 30퍼센트는 장기전이 내지 복막전이가 잠복해 있어서 언젠가 재발하여 사망한다. 그 운명을 항암제로는 바꿀 수가 없다.

그렇다고 한다면 전이가 있든 없든 항암제는 무의미하고 유해하므로 그만 두자고 판단할 수 있는 것이다.

무증상인데 검진에서 발견된 암이나 수술이나 방사선 치료 후에는 암에 의한 증상이 없기 때문에 생각하는 길은 위에서 설명한 것처럼 단순하다.

그러나 암 원발병소에 의한 증상이 있어서 그것을 완화시키고 싶을 때에는 딜레마에 빠지는 경우가 있다.

예를 들어 미치료 위암에서 증상이 없을 때에는 장기전이 내지 복막전이가 잠복해 있을 가능성이 있더라도 위에서 설명한 검토 패턴에 따라 결론을 도출하는 것이 가능하다. 그러나 위암에서의 출혈이 심하다든가 복통이 심하다는 등의 경우에 위절제술을 하면 이들 증상을 완화시킬 수 있는 경우도 있다.

한편 참을 수 없을 정도의 증상이 나타나는 경우에는 전이가 잠복해 있는 경우도 많아 만약 복막전이가 잠복해 있다고 한다면 수술로 병세를 악화시킨다는 딜레마가 있다.

이 딜레마는 논리로는 해결할 수 없다. 복막전이와 증상완화의 어느 쪽을 중시할 것인가로 결론은 바뀌므로 어느 쪽을 중시할 것인가는 환자 본인의 인생관에 좌우되기 때문이다.

만약에 복막전이의 존재확률과 증상이 완화되는 확률을 정확이 안다고 해도 어느 한쪽을 중시할 것인가를 결정할 필요가 있어서 순수논리로는 결정할 수 없다. 그렇다고 한다면 환자는 인생관이나 직감을 혼합해서 결정하게 된다.

그렇다고 하더라도 자신이 결정하는 것이 중요하며 그 후 나쁜 결과가 나오더라도 주치의에게 강요받은 것이 아니라 충분히 심사숙고해서 자신이 결정했다는 점이 마음을 진정시키고 자존심을 지켜줄 것이다.

그러면 치료를 받기로 결정한 경우에는 치료법 선택의 문제가 발생한다. 일반론으로서는 무슨 장기의 암에서도 수술과 그 이외의 치료법이 있다면 수술 이외의 치료법을 선택하는 것이 타당하다.

예를 들어 원발성原發性 간암에서 병소의 개수가 한정되고 또한 각 병소가 작다면 라디오파 소작요법燒灼療法이 가능하다. 간암은 간경변이나 만성간염을 모기지로서 발생하는 것이 많고 이 경우 애써

수술하더라도 90퍼센트 정도가 재발한다. 따라서 힘든 수술을 받는 것은 손해라고 할 수 있는 것이다.

그러나 수술이 꼭 필요한 경우도 있다. 골전이가 척수를 압박하여 사지마비가 온 경우이다. 방사선 조사로 대처하는 것은 지연시키는 것에 불과하므로 마비 발생 후 가능한 한 빨리 (가능한 한 24시간 이내에) 수술할 필요가 있다(다만 골전이가 너무 진행되어 있으면 수술할 수 없는 경우도 있다).

치료법을 선택할 때 어느 치료법의 생존성적이 나은가를 탐색하더라도 그다지 의미는 없을 것이다. 그 이유는 생존성적을 결정하는 것은 가짜암인지 여부여서 무슨 치료법을 쓰는지는 큰 영향을 미치지 않기 때문이다.

다만 치료법 여하에 따라 합병증이나 후유증은 크게 달라진다. 치료에 따라서 생명을 단축시키는 경우도 있다. 그렇기 때문에 합병증이나 후유증의 정도나 빈도를 잣대로 해서 치료법을 결정하는 것이 합리적이다.

불필요한 절제는 하지 말고 인생을 즐겨라!

그러면 치료가 일단 끝난 뒤에 환자는 어떻게 지내는 것이 좋은가? 흔히 있는 함정에 대해 좀 더 거론해보기로 한다.

첫 번째는 이른바 민간요법이나 보조제이다.

일본에서는 일단 암이 발견되면 지인이나 친구가 "이것이 좋다", "저것이 좋다"고 권하는 경우가 아주 많다. 재발이라도 한다면 더욱 그렇다.

그러나 민간요법이나 보조제로 생존성적이 향상되었다고 확인된 것은 아무것도 없다. 그뿐만 아니라 분명히 지어낸 이야기라고 증명된 것도 있다.

이전에 '메시마코브'와 '아가리쿠스'라는 건강식품이 암에 좋다는 소문이 나서 상당히 많이 팔렸다. '시키史輝출판' 등에서 출판된 효능 책에서는 "2개월 만에 암이 사라졌다", "'여명 3개월'의 아버지가 1년이 지나서도 건재"하다는 등 구체적인 에피소드가 다수 실려 있어 환자나 가족을 설득하는 절대적인 힘이 있었던 것이다.

그러나 약사법위반혐의로 2005년에 경시청이 출판사 등을 강제수사 하였더니 에피소드의 대부분이 작가에 의한 창작이었다는 것이 밝혀졌다.

여기에는 저자도 놀랐다. 효능 책의 광고를 보고 가짜암의 에피소드를 모아놓은 것이겠구나 하고 선의로 해석하고 있었는데 대부분이 창작이었다는 이야기는 기가 막혔다. 무언가 기적적인 치료법은 없는지 혈안이 되어 찾고 있는 환자나 가족이 읽게 되면 여지없이 현혹되었을 것이다.

면역요법이나 온열치료 등 의사면허를 가진 자가 시행하는 각종 요법도 요금을 청구하는 것은 사기이다.

식사요법도 함정에 빠지기 쉽다. 음식물 자체는 위험한 것은 아니지만 식사요법에 의해 마르면 안 된다.

　암의 증대가 계속되는지 정지하는지는 암세포의 성질만으로 결정되는 것이 아니라 정상조직의 저항력과의 상관에서 결정된다. 저항력이 강하면 암의 증대속도가 둔화하고 저항력이 약하면 암은 기세를 올린다는 관계가 있는 것 같다(저항력이 면역과 관계가 없다는 것은 앞에서 설명했다).

　암에 대한 저항력에 체중이 관계가 있다는 것은 정상인 사이에서도 마를수록 암 사망률이 높다는 것에서 추정할 수 있다. 저자의 환자 중에서도 어째서 이렇게 빠르게 증대해서 사망했을까 하고 생각되는 환자가 있었다. 그런 사람들은 식사요법을 철저히 실행해서 현저하게 체중을 줄인 경우가 많았다.

　틀림없이 일부의 암에서는 먹은 것이 정상세포가 암세포로 되는 것에 중요한 구실이 될 것이다.

　그러나 암세포가 된 후에는 성질은 유전자 프로그램에 의해 결정되므로 그 후의 식사내용은 프로그램에 영향을 미치지 못한다. 바꾸어 말하면 암세포의 성질에 영향을 미치려고 해서 식사내용을 변경하는 것은 쓸데없는 짓이다(식사 이외의 생활습관을 변경하더라도 암세포의 성질은 바뀌지 않는다고 생각된다).

　그렇다고 한다면 암에 걸려도 암이 재발했을 때 새우, 게, 다랑어나 쇠고기 등 좋아하는 것을 마음대로 먹으면서 인생을 즐기는 것이 상책이다(그러나 고도비만도 암 사망률이 높아지므로 체중은 약간 통통할 정도가 적당하다고 하겠다).

의사의 이중 잣대

암치료 종료 후의 정기검사도 함정이다.

암치료가 끝나면 재발이 없는지 어떤지 경과를 본다고 하면서 3개월이나 6개월마다 진료와 각종 검사가 이루어지는 것이 보통이다. 그러나 진료와 검사는 매우 두렵다. 나쁜 결과가 나오지 않을까 하고 걱정한 나머지 며칠 전부터 잠을 자지 못하는 사람도 있다. 그렇다고 하더라도 환자들은 검사는 필요하다고 마음을 다잡고 있는 것 같다.

이 점 유방암과 대장암에서 수술 후 검사의 의미를 확인하기 위한 임상시험이 각각 몇 건씩 실시되었다. 모든 임상시험에서, 한쪽 그룹은 최저한도의 검사를 실시하고 다른 한쪽의 그룹은 빈번하게 각종 검사를 실시했다. 그 결과 어떤 임상시험에서든 빈번하게 검사한 그룹에서는 수많은 재발을 발견하였는데 생존기간의 연장은 인정되지 않았다. 따라서 빈번한 검사는 의미가 없다.

그렇다고 한다면 최저한도의 검사라면 의미가 있는 것인가?

이 점 유방암에서는 수술 후 검사에 의미가 없다는 것이 전문가들의 합의(의견일치)가 있다. 맘모그래피, 초음파검사, 흉부뢴트겐촬영, 뼈의 동위원소검사, 채혈 등에 대해 개별적으로 평가한 결과 어느 검사도 실시하는 의미가 인정되지 않았거나 혹은 가치가 증명되지 않았다고 평가되었다(일본에서의 합의나 구미에서의 합의나 거의 같다).

그러나 합의에 동의한 전문가들은 자신의 병원에 돌아가면 이들

검사를 빈번하게 실시한다.

이와 같이 검사에 대한 의사의 태도는 이중 잣대이다.

검사는 의료기관의 중요한 수입원이 되고 있어 전혀 검사를 하지 않으면 병원경영이 악화되어 도산할 수밖에 없다는 사정도 있을 것이다. 그러나 환자는 병원의 경영을 걱정할 필요는 없으므로 검사에 의미가 있는지 없는지 그 하나만 생각하면 충분하다(덧붙이면, 저자의 외래에서는 이상이 있으면 원인을 조사하기 위해 시급히 검사를 하지만 유방암 치료 후의 경과관찰시에 검사는 원칙적으로 실시하지 않는다. 그래서 재진료는 7백 엔이다. 병원 측으로부터 검사를 늘리라는 개별적 압력이 없는 것은 병원규모가 커서 외래의 벌이가 적어도 그다지 영향이 없기 때문인가?).

유방암과 대장암 이외의 암에 관해서는 임상시험이 없기 때문에 이론적으로 생각해보기로 한다.

모든 암은 가짜암이든지 진짜암이든지 둘 중에 하나이다. 진짜암이라면 치료 후도 신체의 어딘가에 장기전이가 잠복해 있을 것이므로 언젠가 증대해서 출현하게 된다. 빈번한 검사는 전이를 재빨리 발견할 수는 있지만 결국 고칠 수는 없기 때문에 뒤늦게 발견한 경우와 사망 시기는 같다.

이에 대해 가짜암의 경우에는 신체의 어디에도 장기전이가 없기 때문에 원발병소를 치료한 환자는 이른바 건강인이다. 건강인을 아무리 빈번하게 검사를 하더라도 이것 또한 이점이 없다.

이와 같이 수술 후의 검사는 본래적으로 의미가 없다. 그런데도 검사를 계속한다면 평생 동안 검사만 받으며 병원에 묶여서 두려움에 떨며 살아가게 된다. 또한 정기검사에서는 CT가 사용되는 경우도 많아서 이 경우, 건강인에게 발암실험을 하는 것과 마찬가지이다.

생각건대 의사의 역할은 증상을 완화시키고 일상생활을 즐겁게 보내도록 해서 환자를 안심시키는 것에 있다고 생각한다. 그러나 현재의 암치료는 이 이념에 정면으로 반하고 있다.

수술이나 항암제로 생활의 질(QOL)을 저하시키는 것뿐만 아니라 치료 후에도 검사를 받도록 해서 거짓양성 소견을 남발하고 환자를 불안에 떨게 하여 다음번의 검진을 확실하게 예약한다.

이렇다면 가짜암 환자에게 검사는 의미가 없다기보다 오히려 유해하다.

만일 진짜암이라도 그것으로 운명이 바뀌는 것은 아니다. 치료 후의 진료나 검사로 불안할 정도라면 자신은 가짜암이라고 생각하고 의사를 멀리하는 것이 좋다.

먼 목표를 세우는 것보다, 오늘 하루를 소중히

왜 사람은 암을 두려워하는 것인가?

마지막에는 아프다고 하기 때문인가? 그러나 적절한 처치를 하면 통증은 확실히 잡힌다.

그러면 죽는 병이라는 것을 두려워하는 것인가? 그러나 사람은 죽음을 피할 수 없는 존재이며 죽음에 이르는 질병은 그 밖에도 얼마든지 있다.

저자 자신도 죽음을 의식하는 나이가 되어 어떻게 죽는 것이 가장 좋은가를 가끔 생각하고 있다. 암, 뇌졸중, 심근경색이라는 성인 3대 사망원인 가운데 뒤의 두 가지는 덜컥 죽을 수 있어서 괜찮은 것처럼 보이기는 하지만 만약 살아남으면 일상생활이 큰일이다.

암은 죽을 때까지의 계획을 세울 수가 있다. 수술이나 항암제를 피하면 일상생활도 그렇게 고통스럽지 않고 죽기 직전까지 정상사고를 유지할 수 있다.

그래서 저자는 암으로 죽는 것을 갈망하고 있는데 이것만큼은 자신의 힘으로는 어쩔 수가 없다. 암으로 죽어가는 환자들을 이런 면에서는 부럽게 생각한다.

사람은 왜 오래 살기를 원하는 것인가? 100세까지 살겠다고 어째서 먼 목표를 세우는 것인가? 목표를 세우는 것이 나쁘다는 것은 아니지만 세상은 고령자에게 냉혹한 방향으로 나아가고 있다. 먼 목표가 달성되었을 때 어떤 세상이 당신을 기다리고 있겠는가?

저자는 최근 고령자 문제와 관련하여 "100세 노인 사라지기 바란다!"는 주간지의 표제를 보고, 아! 시대는 여기까지 왔는가 하고 충격을 받았다. 머지않아 90세 노인 사라지기 바란다! 80세 노인……, 이라는 시대가 될 것이다.

그렇다고 한다면 먼 목표를 세우는 것보다 오늘 하루를 소중하게 사는 것이 무엇보다 중요하다.

오늘 하루는 젊은 사람에게나 노인에게나 평등하게 존재한다. 그리고 사람에게 과거나 미래는 존재하지 않고 오늘 하루, 더욱이는 이 한순간이 있을 뿐이라고 생각하는 것도 가능하다. 충실한 하루하루를 쌓아올리는 것이 장수로 이어지는 경우도 있을 것이다.

그러나 목표는 세우지 않는다. 목표를 세우면 보조제라든가 검사, 강압제降壓劑 등의 건강산업이나 의료산업에 휘둘린다. 증상이 없는 경우에는 모든 검사나 약을 끊고 자유로이 살면 오래 살 수 있다는 것을 데이터가 보증하고 있다. 그리고 의료에서 벗어나면 암의 속박으로부터 도망칠 수도 있다.

다만 마음 한구석에서 운명을 받아들일 필요가 있다. 진짜암에 걸렸다면 그것은 일종의 운명이다. 운명을 받아들이면서 최소한도의 치료로 증상을 완화시키면서 생활한다면 역시 죽을 때까지 충실한 인생을 보낼 수가 있는 것이다.

그것이 천수를 다한다는 것의 진정한 의미라고 생각된다.

후기

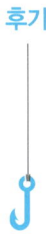

 2004년에 《암치료의 모든 것》(文藝春秋)을 쓴 후, 한동안 집필하지 않았던 것은 세상에 전해야 할 것은 전부 썼다는 생각이 있었기 때문이다. 그러나 시간이 지나면서 다 쓰지 못한 것이 있다는 것을 알았다. 그것이 이 책의 내용이다.

 이 책의 집필 이유에는 몇 가지가 있다. 우선, 지금까지의 저작에서는 가짜암을 검진과의 관계에서 설명했는데 가짜암 개념의 전체상이나 그 유용성의 소개가 충분하지 못했다. 가짜암이란 무엇인가를 이해하게 되면 수술이나 항암제 치료, 치료 후의 검사 등을 스스로 결정하는 데 도움이 된다.

 두 번째로는 치료를 받지 않고 암을 방치해온 환자들의 존재다.

 본문에서 설명한 것처럼 저자의 외래에서는 치료를 받는 다수의 환자 이외에 적지 않은 사람들이 치료를 받지 않고 있다. 그들을 본문에서는 "여러 명 가운데 한 사람은……"이라는 정도로 소개하였는데 한 사람 한 사람의 인생은 소중하다. 치료를 받지 않는 것 때문에 이해하지 못하는 주위 사람들에게 차가운 시선을 받고 있을지도 모른다.

당사자 자신도 불안해서 견딜 수 없을지도 모른다. 비록 짧기는 하지만 이러한 희생을 치르면서도 각자의 생각에 충실히 따르고 있는 사람들의 존재에 경의를 표함과 더불어 꼭 소개하고 싶었던 것이다.

그들이 보여준 사실이 앞으로 암치료를 검토하는 사람들의 앞길을 비추는 것은 확실하다.

그런데 저자는 어느 사이에 환갑을 맞이하여 같은 세대의 부고訃告를 듣는 일이 늘었다. 현재의 몸 상태는 좋지만 나이로 봐서 당장 내일 쓰러지더라도 이상할 것은 없다. 만일 갑자기 죽거나 혹은 은퇴한 후에 환자들이 장래 조우할지도 모르는 여러 가지 장면에서 대응 가능하도록 대처법을 생각하는 데 필요한 원리나 원칙을 써서 남겨두어야겠다고 생각한 것도 이 책 집필의 동기가 되었다.

집필하는 동안 뇌졸중 등이 덮치지는 않을까 하고 약간 조마조마한 것도 지금까지의 집필시에는 없었던 경험으로, 이것도 나이의 조화일 것이다. 이 책을 다 쓰고 나서 언제 죽어도 좋다는 심경으로 돌아왔다.

읽으신 분은 아시겠지만 이 책의 내용은 상당히 독특하다. 암검진, 수술, 항암제 등 다양한 분야에서 사회통념이나 표준치료에 반하는 것을 이야기하고 있어서 놀란 분도 많을 것이다.

그러나 의료에 관한 사회통념이란 과연 무엇인가? 그것은 결국, 영역을 확장하려고 하는 전문가들이 내세운 언설을 매스컴이 팔아서 퍼뜨린 결과이다.

그러면 의료현장에서 금과옥조처럼 여기는 '표준치료'란 과연 무엇인가? 그 시대에 다수에게 시행되는 치료법으로써 올바르다거나 타당하다는 의미를 포함하지 않는다.

본문에서 설명한 것처럼 유방암의 경우, 70년 이상에 걸쳐 전 세계의 모든 외과의에 의해 시술되는 모든 수술이 유방전절제술이었으며 절대적인 표준치료였는데 지금은 유방온존요법이 표준치료이다. 이와 같이 표준치료라고 하는 것에는 의미가 없어서 치료법의 옳고 그름은 데이터와 논리에 의해 결정되어야 한다는 것이 저자의 생각이다.

그렇다고는 하지만 저자도 사회통념에 휩싸였던 시기가 있었다. 그래서 (지금은 무의미·유해하다고 생각해서 시행하지 않는다) 항암제 치료를 해서 몇 명이나 고통스럽게 한 과거가 있다. 이 자리를 빌려서 고인과 유족에게 사과한다.

이 책을 지금까지 만나온 환자들에게 바친다.

곤도 마코토

당신의 암은 가짜 암이다

초판 1쇄 발행 2014년 8월 10일

지은이 곤도 마코토
옮긴이 장경환
펴낸이 한승수
펴낸곳 문예춘추사
편 집 고은정 이다연
마케팅 심지훈
디자인 최치영 선은실

등록번호 제300-1994-16
등록일자 1994년 1월 24일
주 소 서울특별시 마포구 연남동 565-15 지남빌딩 309호
전 화 02 338 0084
팩 스 02 338 0087
블로그 moonchusa.blog.me
e-mail moonchusa@naver.com
ISBN 978-89-7604-169-2 13510

- 이 책에 대한 번역·출판·판매 등의 모든 권한은 문예춘추사에 있습니다.
  간단한 서평을 제외하고는 문예춘추사의 서면 허락 없이 이 책의 내용을
  인용·촬영·녹음·재편집하거나 전자문서 등으로 변환할 수 없습니다.

- 책값은 뒤표지에 있습니다.
- 잘못된 책은 구입처에서 교환해 드립니다.